健康照护师职业培训系列教材

总策划　何振喜

总主编　王社芬

营养知识与技能

王玉玲　刘英华　主编

中国科学技术出版社

·北　京·

图书在版编目（CIP）数据

营养知识与技能／王玉玲，刘英华主编. —北京：
中国科学技术出版社，2022.12
健康照护师职业培训系列教材
ISBN 978－7－5046－9374－7

Ⅰ.①营… Ⅱ.①王… ②刘… Ⅲ.①营养学—职业
培训—教材 Ⅳ.①R151

中国版本图书馆 CIP 数据核字（2021）第 249221 号

策划编辑	王晓义	
责任编辑	林 然	
封面设计	孙雪骊	
责任校对	焦 宁	
责任印制	徐 飞	

出 版	中国科学技术出版社	
发 行	中国科学技术出版社有限公司发行部	
地 址	北京市海淀区中关村南大街 16 号	
邮 编	100081	
发行电话	010－62173865	
传 真	010－62179148	
投稿电话	010－63581202	
网 址	http://www.cspbooks.com.cn	

开 本	787mm×1092mm 1/16	
字 数	612 千字	
印 张	31.25	
版 次	2022 年 12 月第 1 版	
印 次	2022 年 12 月第 1 次印刷	
印 刷	北京荣泰印刷有限公司	

书 号	ISBN 978－7－5046－9374－7/R·2958	
定 价	179.00 元	

前　言

　　健康照护师于 2020 年 2 月 25 日被批准为国家新职业，已成为社会普遍认可与需求的职业。为了与国际健康照护标准接轨，使健康照护师培训达到专业化、知识化、规范化，让健康照护师真正成为健康生活的照护者、康复运动的帮助者、常见疾病的健康教育者、沟通交流的心理安抚者，我们编写了《健康照护师职业培训系列教材》。本系列教材共有 11 个分册，分别为《基础照护知识与技能》《医学基础知识》《妇儿护理知识与技能》《老年护理知识与技能》《中医基础护理知识与技能》《运动与康复护理知识与技能》《常见疾病的健康教育》《常见伤口造口及管道护理知识与技能》《营养知识与技能》《心理照护知识与技能》《英语日常口语对话》。

　　本系列教材按照社会与家庭对健康照护师的知识、能力的需求编写，遵循培训高素质、技能型、实用型的专业健康照护师的标准编写，力求做到创新、适用。根据本系列教材培训的健康照护师，可以胜任医院住院患者床旁专业照护，协助护士照护患者；可以胜任养老机构老年人的专业照护，处理老年人常见问题；可以胜任家庭成员专业照护，走进家庭，在侧重照护分娩后产妇、婴幼儿或老年人的同时，也可为其他家庭成员的常见健康问题，提供基本的专业护理帮助与指导，避免家庭成员稍有不适即感恐慌，避免不必要的医院就医，徒增体力上的消耗和经济上的负担。

　　本系列教材在编写过程中突出了理论与实践技能的结合，渗透了编者多年丰富的临床护理经验，运用通俗易懂的语言，以图文并茂的形式呈现，可作为住院患者照护、养老机构及家庭照护职业培训的教材，也可作为健康照护师的阅读工具书。由于编写体系及内容的创新，编写时间紧张，难免有不妥之处，敬请广大读者提出宝贵意见，待重印时改进，使本系列教材与时俱进，渐臻完善。

编者

2018 年 10 月 18 日

序

护理是一门科学，也是一门艺术。护理工作伴随着人的出生直到老年临终。随着社会的变革，人们观念的改变，护理的内涵在逐步扩大。护理工作的对象不仅只有患者，还包括亚健康人群甚至健康人群；护理工作的范围在逐步延伸，越来越多的护理工作正在由医院内延伸到医院外的家庭及社区。

目前，全国护理人员仍然紧缺，护士的工作场所多是在医院及社区医疗机构，走进家庭开展护理工作的甚少。随着我国人口的老龄化，生育政策的放宽，婴孩数量的增多，目前仍以家庭养老为主的养老模式，给家庭带来了新的压力。社会、家庭对健康照护师的需求日益彰显，促使健康照护师这一新型职业兴起与发展起来，培养出高素质、技能型、实用型以及受服务对象欢迎和让服务对象满意的健康照护师很有必要。

－－由中国研究型医院学会组织知名医院的护理专家研发《健康照护师职业培训系列教材》、研究确定健康照护师的培训模式是一次改革与创新。培训内容包括基础照护知识与技能、医学基础知识、妇儿护理知识与技能、老年护理知识与技能、中医基础护理知识与技能、运动与康复护理知识与技能、常见疾病的健康教育、常见伤口造口及管道护理知识与技能、营养知识与技能、心理照护知识与技能、英语日常口语对话。这些知识与技能对健康照护师非常适用，比较全面和系统，通过3个月的培训，集中授课、实际操作和实地见习，使健康照护师的职业道德、行为规范、家庭一般护理技能、沟通交流技巧、常见疾病家庭护理技能、中医初步养生保健、老年看护能力、孕产妇及婴幼儿照护能力等综合素质有全面的提升，能承担起家庭成员的专业照护、健康指导、沟通交流等任务。

希望健康照护师培训工作能扎实推进，注重内涵建设，形成专业特色，不断发展壮大，为家庭和社会输送合格满意的健康照护师，解除有家庭成员需要照护的家庭的后顾之忧，减轻被照护者的身心负担，提高家庭健康幸福指数。

预祝健康照护师事业蓬勃发展！

中华护理学会理事长 吴欣娟

2018 年 10 月 18 日

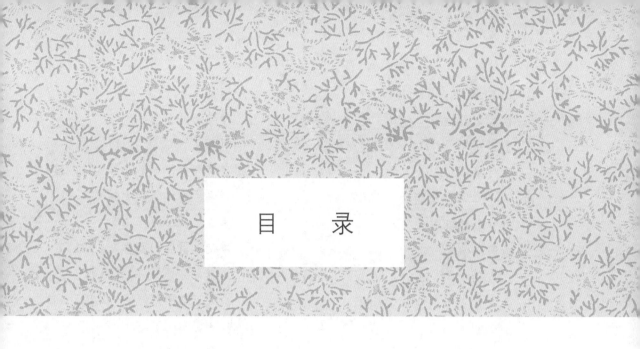

目　录

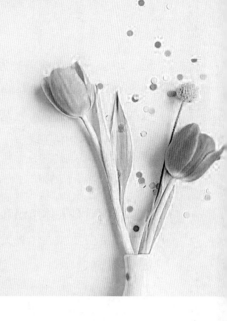

第一章
营养学基本知识

第一节　能量及各种营养素

一、能量

能量也叫热能或热量。人的一生每时每刻都需要从食物中摄取能量，以供生长、发育、维持正常生理功能和从事体力活动等的需要。

常用的热能计量单位是焦耳（J）、千焦耳（kJ）、卡（cal）和千卡（kcal）。它们之间的换算关系是 $1J = 0.239cal$，$1cal = 4.186J$。

能量的生成：1g 糖类可产生 16.81kJ（4.0kcal），1g 脂肪可产生 37.56kJ（9.0kcal），1g 蛋白质可产生 16.74kJ（4.0kcal）的能量。

能量的消耗：人体的能量消耗包括 4 个方面，即基础代谢的消耗、食物的生热效应、运动的生热效应及机体生长发育所需的能量。

二、蛋白质

蛋白质是构成细胞的基本有机物。成人体内约含 16.3% 的蛋白质。蛋白质的元素组成最大特点是含氮，含氮的蛋白质必须直接从食物中摄取。每 100g 蛋白质约含氮 16g。

（一）蛋白质的组成

氨基酸是组成蛋白质的基本单位。人体只有在获得各种氨基酸后，才能合成蛋白质。20 多种氨基酸可分为必需氨基酸和非必需氨基酸两大类。

必需氨基酸是人体自身不能合成或合成速度不能满足人体需要，必须从食物中获取的氨基酸。非必需氨基酸是人体可以通过体内合成或从其他氨基酸转化而得到，不一定非从食物中获取。

（二）蛋白质的生理功能

蛋白质是人体组织和器官的主要成分，是生命的物质基础。生命损伤后的修复等都需要蛋白质。人体每天有 3% 的蛋白质在代谢更新，每天所需能量的 10% ~ 15% 由蛋白质提供。

三、脂肪

脂肪包括两大类物质，一类为中性脂肪，也叫甘油三酯；另一类是类脂，包括磷脂、糖脂、固醇类、脂蛋白等。膳食脂类中所含的绝大部分是中性脂肪，类脂仅占少量，因此通常将中性脂肪和类脂统称为脂肪。

（一）脂肪分类

1. 甘油三酯

动物脂肪中多含饱和脂肪酸，常为固态；植物脂肪中多含不饱和脂肪酸，常为液态。一些人体自身不能合成，必须依靠食物供给的人体生长发育与正常生理活动所必需的不饱和脂肪酸，被称为必需脂肪酸（EFA），比如亚油酸、亚麻酸等。

2. 磷脂

除三酰甘油外，磷脂在体内是最多的脂类，其中最重要的是卵磷脂。

3. 固醇类

固醇类物质中最重要的物质是胆固醇。胆固醇可在体内合成，合成的数量取决于人体的需要和食物中的含量。人体内的胆固醇水平升高主要是内源性的。

（二）脂类生理功能

1）供给能量：脂肪分解产生的能量比蛋白质或糖类高 1 倍多。

2）构成重要的生理物质：磷脂、糖脂和胆固醇组成细胞膜的类脂层；胆固醇是合成类固醇激素（如性激素、维生素 D 和胆汁酸）的原料。

3）供给必需脂肪酸：必需脂肪酸参与体内胆固醇的正常代谢，如缺乏必需脂肪酸，过多的胆固醇会沉积在血管壁上，发展成动脉粥样硬化。

4）维持体温、保护脏器：皮下脂肪既可防止体温过多地向外散失，也可防止外界温度（热或寒）对机体的影响。器官周围的脂肪组织有缓冲机械性摩擦和冲击的保护作用。

5）脂溶性维生素的重要来源：如鱼肝油和奶油富含维生素 A、维生素 D，麦胚油富含维生素 E，许多种植物油富含维生素 K；脂肪还能促进脂溶性维生素的吸收。

6）增加饱腹感：脂肪在胃内停留时间较长，使人不易感到饥饿。

四、糖类

糖类又称碳水化合物，可分为单糖、双糖和多糖，是人类能量的主要来源。单糖主要有葡萄糖、果糖、半乳糖；双糖主要有蔗糖、麦芽糖、乳糖；多糖主要有淀粉、糖原和不易被人消化的膳食纤维。每日膳食中最重要的糖类是淀粉。糖类的生理功能如下所述。

1. 热能来源

糖类是人体最重要的热能来源。人体 60% 以上的热能来源于糖类，特别是葡萄糖，能够很快氧化，供给能量满足机体的需要。

2. 节约蛋白质

当机体的糖类供给量不足时，只能通过转化蛋白质来供给热能的需要。

3. 抗生酮

当机体的糖类供给量不足时，脂肪酸氧化，产生酮体，过多的酮体则可引起酮血症、酸中毒。人体每天需要 50～100g 糖类。

4. 提供膳食纤维

膳食纤维可以增强肠道蠕动，利于排便，控制体重和减肥，降低血糖和血液胆固醇，降低龋齿和牙周病的发病率。

五、矿物质

人体组织中几乎含有自然界存在的各种矿物质元素。从食物中摄取矿物质是我们获得矿物质的主要途径。按矿物质在体内的含量可以分为常量元素和微量元素。常量元素包括钙、磷、钠、钾、镁；微量元素有铁、锌、碘、铜、钴、氟等，其中铁的含量最高。主要的矿物质种类与功能如下所述。

（一）钙

钙在人体含量较多，占体重的 1.5%～2.0%，成人有 1200g 钙。生理功能如下所述。

（1）构成骨骼的主要成分，存在于骨骼和牙齿中。

（2）钙离子参与肌肉纤维、心肌、骨骼肌收缩的神经传导过程，影响细胞膜的通透性和稳定性。

（3）钙离子可促使血液凝固，维持酸碱平衡。

（4）激活体内某些酶的活性，以及刺激激素的分泌。

常见食物的钙含量有所不同，差异较大（表 1-1）。

表 1-1　常见食物的钙含量

食物名称	钙含量/（mg/100g）	食物名称	钙含量/（mg/100g）
母乳	34	牛奶	120
虾皮	2000	猪瘦肉	11
海带	1177	大豆	367
白芝麻	620	黑芝麻	780
腐竹	280	青菜	93～163

（二）磷

正常人体内含磷量为 600～700g，体内的磷 85%～90% 存在于骨骼和牙齿中，是构成人体中核酸、磷蛋白、多种酶等的重要成分，参与体内能量代谢，调节酸碱平衡。

（三）镁

正常人体内含镁 20～28g，其中 60%～65% 存在于骨骼，27% 分布于肌肉、心、肝、胰等组织，能够促进骨骼生长和神经肌肉的兴奋性，激活体内多种酶的活性，促进胃肠道功能及调节激素作用。

（四）钾

正常人体内钾含量约 50mmol/kg。钾主要参与糖类、蛋白质的代谢；维持细胞内液渗透压；维持神经肌肉的应激性和正常功能；维持心肌的正常功能，维持细胞内外的酸碱平衡。

（五）钠

钠是人体肌肉组织和神经组织的重要成分，主要以盐的形式广泛分布于陆地和海洋中。钠具有调节体内水分与渗透压，维持体液的酸碱平衡，参与糖代谢及氧的利用，增强神经肌肉的兴奋性等作用。

（六）铁

铁是人体必需微量元素中含量最多的一种，总量在 4~5g。铁的生理功能有：催化胡萝卜素转化为维生素 A；参与血红蛋白的形成；参与嘌呤与胶原的合成、抗体的产生以及脂类从血液中的转移、药物在肝脏的解毒等。

六、水

水是人体需要量最大、最重要的营养素。人体的含水总量因年龄、性别和体型有明显个体差异，年龄越小，水的含量越高（图1-1）。

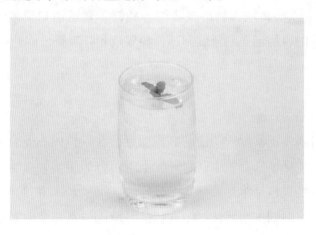

图1-1　水

（一）水的代谢

体内水的来源包括饮水、食物中的水及内生水三大部分。

水排出量每日维持在 2500mL 左右。通常每人每日饮水约 1200mL，食物中含水约1000mL，每天人体产生内生水约 300mL。

体内水的排出以经肾脏产生尿液为主，约占 60%。在特殊情况下，如高温、高原环境及胃肠道炎症引起呕吐、腹泻时，可发生大量失水。成人水代谢情况如表1-2所示。

表1-2 成人水代谢情况

来　　源	摄入量/mL	排出途径	排出量/mL
饮水或饮料	1200	肾脏（尿）	1500
食　　物	1000	皮肤（蒸发）	500
内生水	300	肺（呼气）	350
—	—	大肠（粪便）	150
合　　计	2500	合　　计	2500

（二）生理功能

1）构成细胞和体液的重要组成部分：成人体内水分含量占体重的65%~70%，人体的骨骼、牙齿、血液中都含有不同量的水。

2）参与体内物质代谢：可使水溶物质以溶解状态和电解质离子状态存在，生化反应都在其中进行，具有润滑作用。

3）调节体温：高温时，水分经皮肤蒸发散热，以维持体温的恒定。

4）运输作用：水能将从食物中吸收的各种营养素运送到身体各部位的细胞，同时将细胞代谢产生的废物运送到肾脏和肺，经尿液和呼吸排出体外。

七、维生素

维生素是维持人体正常生理功能的必需要素，在人体内不能合成或合成的数量不能满足人体需要时，必须从食物中获得。维生素可分为脂溶性维生素和水溶性维生素两大类，脂溶性维生素包括维生素A、维生素D、维生素E和维生素K，它们不溶于水而溶于脂肪及有机溶剂；水溶性维生素包括B族维生素和维生素C。

（一）维生素A

维生素A又称视黄醇，主要生理功能与视觉有关。当维生素A缺乏时，会影响视紫红质的合成，发生暗适应障碍，严重时会出现夜盲症。维生素A是抗氧化剂，可清除体内自由基，具有抗癌功能。

（二）维生素D

维生素D包括维生素D_2、维生素D_3。它可以促进小肠及肾脏对钙、磷的吸收，维持及调节血浆钙、磷正常浓度。

（三）维生素 E

长期反复加热可导致维生素 E 失活。它的主要生理功能是抗氧化作用，清除自由基，预防衰老。动物缺乏维生素 E 时，生殖器官受损伤导致不育。

（四）维生素 C

维生素 C 又称抗坏血酸。它的生理功能包括促进钙和铁的有效吸收利用，促进叶酸的利用，提高机体的免疫能力，以及抗氧化、抗肿瘤作用。

（五）维生素 B_1

维生素 B_1 又称硫胺素、抗脚气病维生素。易受热和氧化而破坏，在碱性溶液中很容易被破坏。维生素 B_1 可以维持正常食欲、胃肠蠕动，维持神经、肌肉、心肌的正常功能。

（六）维生素 B_2

维生素 B_2 又称核黄素，在碱性溶液中很容易被破坏，对紫外线敏感，可迅速被破坏。维生素 B_2 可以促进生长发育，维持皮肤和黏膜的完整性。

（七）叶酸

叶酸水溶液容易被光解破坏，在酸性溶液中对热不稳定。生理功能有：参与脱氧核糖核酸的合成与细胞分裂；参与嘌呤的合成；作用于氨基酸之间的相互转变，如丝氨酸转变为甘氨酸。

第二节 各类食物的营养价值

一、谷类、豆类

（一）谷类

谷类结构由外到内是谷皮、糊粉层、胚乳和胚芽。谷皮含较高的矿物质和脂肪；糊粉层含较多的磷和丰富的 B 族维生素及矿物质；胚乳含大量淀粉和一定量的蛋白质；胚芽中富含脂肪、蛋白质、矿物质，以及丰富的 B 族维生素和维生素 E。

1. 大米

（1）营养特点

大米是糖类的主要来源，也是提供 B 族维生素的主要来源（图 1-2）。

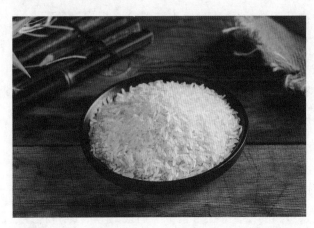

图 1-2　大米

（2）食用功效

大米是预防脚气病、消除口腔炎症的重要食物来源，具有补脾、和胃、清肺的功效。制作大米粥时，不能放碱，因为碱能破坏大米中几乎全部的维生素 B_1。"捞饭"不可取，因为会损失掉大量维生素。不能长期食用精米。

2. 小麦

（1）营养特点

小麦可加工成面粉，是中国北方地区人民的主食，含有丰富的糖类、B 族维生素和矿物质。全麦面粉含有麸皮、胚乳和麦芽的全部营养；白面粉仅含胚乳，缺少部分 B 族维生素、钙和铁等营养元素。小麦的蛋白质含量比大米稍高。

（2）食用功效

长期进食全麦能降低血液中的雌激素含量，可预防乳腺癌；对于更年期妇女，还能缓解更年期综合征。小麦在我国主要用来加工成白面粉，用来制作各种面食，如馒头、面包、饺子、面条、烙饼、蛋糕及油炸食品等。

3. 小米

（1）营养特点

小米又称粟米（图 1-3），由于小米不需精制，保存了许多的维生素和矿物质，小米中的维生素可达大米的几倍，矿物质含量也高于大米。但小米的蛋白质营养价值并不高，应注意食物搭配以提高其蛋白质的营养价值。

（2）食用功效

小米因富含维生素 B_1、维生素 B_2 等，具有防止消化不良及口角生疮的功能。中

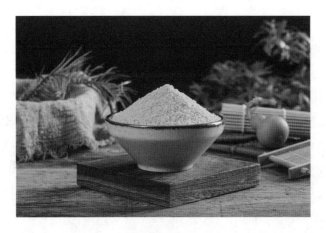

图1-3 小米

医认为小米有清热解渴、健胃除湿、和胃安眠等功效。它还具有滋阴养血的功能，可使产妇虚寒的体质得到调养，帮助其恢复体力。小米常熬成粥食用。

4. 糯米

（1）营养特点

糯米又叫江米（图1-4），富含丰富的支链淀粉和B族维生素等。

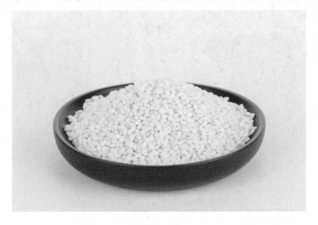

图1-4 糯米

（2）食用功效

糯米能温暖脾胃、补益中气，对脾胃虚寒、食欲不佳、腹胀腹泻有一定缓解作用；有收敛作用，对尿频、自汗有较好的食疗效果。糯米常制成各种风味小吃食用，因较难消化，故不宜一次食用过多，老年人、小孩或患者更应少量食用。

（二）豆类

豆类可分为大豆类和其他豆类，大豆主要包括黄豆、黑豆、青豆，以含蛋白质、脂肪为主；其他豆类主要包括红豆、绿豆、豌豆、蚕豆等，以含蛋白质、糖类为主。

1. 大豆类

大豆主要包括黄豆、黑豆、青豆，营养价值大致相当，黄豆最常见，下面以黄豆为例进行介绍。

（1）营养特点

黄豆是天然食物中含蛋白质最高的食品，富含丰富的钙、维生素 B_1、维生素 B_2、维生素 E。黄豆中含低聚糖，不易被人体吸收和利用，进入大肠后被肠道内细菌分解，产生气体，可引起胀气；黄豆有抗血栓、抗病毒、调节免疫力、抗癌和保护心血管的作用，可防治女性乳腺癌。

（2）食用功效

黄豆宜加工制成豆制品后食用，这样可以破坏黄豆中绝大部分抗营养物质，还可提高蛋白质的消化率。

2. 其他豆类

（1）红豆

1）营养特点：红豆含有丰富的蛋白质、维生素 B_1、维生素 B_2 及多种矿物质，还含有丰富的膳食纤维及一定量的淀粉（图 1-5）。

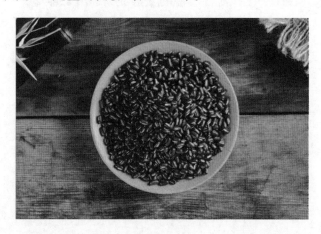

图 1-5 红豆

2）食用功效：红豆具有清热解毒、健脾益胃、利尿消肿等功能，可治疗小便不利、脾虚水肿等症状。将红豆煮汤食用，对水肿、小便困难等有食疗作用。红豆与冬瓜同煮后的汤汁是消除全身水肿的食疗佳品。

（2）绿豆

1）营养特点：绿豆又名青小豆，富含多种维生素，以及钙、磷、铁等矿物质，其所含的蛋白质主要为球蛋白类，属完全蛋白质。

2）食用功效：绿豆是夏日解暑佳品。绿豆的重要药用价值是解毒，经常在有毒环境下工作或接触有毒有害物质的人，可经常食用绿豆来帮助解毒。绿豆还可降血压及降血脂，资料表明，高脂血症患者每日进食50g绿豆，血清胆固醇下降率达70%。

二、畜、禽类

（一）畜类

畜肉是优质蛋白质，畜肉蛋白中所含人体必需氨基酸充足，利于消化吸收。畜肉中铁含量丰富，是膳食铁的良好来源。B族维生素含量丰富，内脏如肝脏中富含维生素A及维生素B_2。畜肉属于红肉，过多摄入不利于健康。

1. 猪肉

（1）营养特点

猪肉能为人体提供优质蛋白质和必需脂肪酸，能提供血红蛋白（有机铁）和促进铁吸收的半胱氨酸，可改善缺铁性贫血（图1-6）。

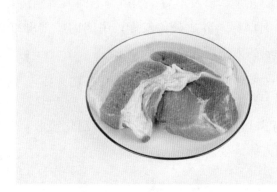

图1-6 猪肉

（2）食用功效

猪肉纤维较为细软，结缔组织较少，肌肉组织中含有较多的肌间脂肪，经过烹调加工后肉味特别鲜美。肥胖和血脂较高者不宜多食，烧焦的肉不宜吃。

2. 羊肉

（1）营养特点

羊肉较猪肉肉质要细嫩，较猪肉和牛肉的脂肪、胆固醇含量都要少。

（2）食用功效

羊肉属大热之品，凡有发热、口舌生疮等上火症状者都不宜食用。夏秋季节气候热燥，不宜吃羊肉。寒冬吃羊肉可益气补虚，促进血液循环，增强御寒能力。

3．牛肉

（1）营养特点

牛肉蛋白质含量高，脂肪含量低，其氨基酸组成比猪肉更接近人体需要，能提高机体抗病能力（图1-7）。

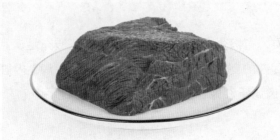

图1-7　牛肉

（2）食用功效

牛肉对处于生长发育的儿童，以及术后、病后调养的人特别适宜。牛肉不宜常吃，以每周一次为宜。清炖牛肉保存营养成分比较好，牛肉的肌肉纤维较粗糙不易消化，故老人、幼儿及消化功能弱的人不宜多吃。

（二）禽类

禽肉的营养价值与畜肉相似，脂肪含量少，易于消化吸收。禽肉蛋白质含量为20%，其氨基酸组成接近人体需要。

1．鸡肉

（1）营养特点

鸡肉蛋白质的含量比例较高，含有丰富的钙、铁、铜等元素及维生素A、B族维生素、维生素E，含有对人体生长发育有重要作用的磷脂类等（图1-8）。

（2）食用功效

鸡肉具有滋补养身的作用，对营养不良、畏寒怕冷、乏力疲劳、月经不调、贫血、虚弱等有很好的食疗作用，特别适合老人、患者、体弱者食用。鸡肉的营养高于鸡汤，痛风患者不宜喝鸡汤。

2．鸭肉

（1）营养特点

鸭肉的蛋白质含量高，是肉类中B族维生素和维生素E含量较多的，钾、铁、铜、锌等矿物质的含量也很丰富。

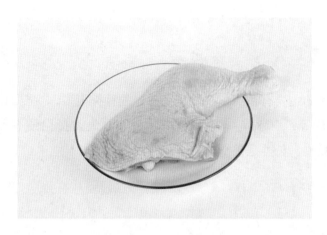

图 1-8 鸡肉

（2）食用功效

鸭肉性微寒，具有滋阴养胃、清肺补血、利水消肿的功效。老鸭肉可用于血晕头痛、阴虚失眠、肺热咳嗽、肾炎水肿、小便不利、低热等病症。腹痛、腹泻、腰痛、外感风寒者不宜食用鸭肉，以免加重病情。

3. 鸽子肉

（1）营养特点

鸽子肉所含的钙、铁、铜等元素及维生素 A、维生素 E 等都比鸡、鱼、牛、羊肉含量高（图 1-9）。乳鸽含有较多的支链氨基酸和精氨酸，可促进体内蛋白质的合成，加快创伤愈合。

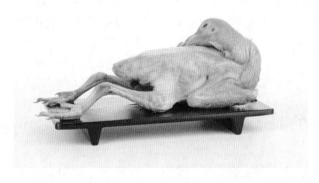

图 1-9 鸽子肉

（2）食用功效

贫血患者食用鸽子肉后有助于恢复血气，以改善血液循环、加速创面愈合。食用鸽子肉对脱发、白发等也有很好的疗效。食用鸽子肉以清蒸或煲汤最好，这样能使营养成分保存完好。

三、水产品类

水产品类常见的主要有鱼类、虾蟹类等。鱼的种类很多，主要的淡水鱼包括鲤鱼、草鱼、鲫鱼、鳜鱼等，海水鱼包括黄鱼、带鱼等。鱼类蛋白质含量一般为 15% ~ 25%，易于消化吸收，鱼类是矿物质、维生素的良好来源。

（一）鲤鱼

1. 营养特点

鲤鱼含有丰富的优质蛋白质，极易被人体吸收，利用率高达 98%。鲤鱼肉含有丰富的叶酸、维生素 B_2，以及维生素 B_{12} 等多种维生素。

2. 食用功效

鲤鱼有滋补健胃、利水消肿、通乳、清热解毒的功效。对各种水肿、腹胀、少尿、黄疸、乳汁不通皆有功效。红豆炖鲤鱼，可适用于营养不良引起的水肿。

（二）鲫鱼

1. 营养特点

鲫鱼含有丰富的优质蛋白质，易被人体吸收，还含有多种维生素和矿物质。鲫鱼含糖分较多，所以吃起来带有点甜味。

2. 食用功效

鲫鱼是肝肾、心脑血管疾病患者良好的蛋白质来源，对脾胃虚弱、水肿、溃疡、气管炎、哮喘、糖尿病患者有很好的滋补作用。鲫鱼汤有通乳催奶的作用。

（三）草鱼

1. 营养特点

草鱼含有丰富的不饱和脂肪酸、优质蛋白质、维生素和硒、镁等矿物质。

2. 食用功效

草鱼对于身体瘦弱、食欲缺乏的人来说，有开胃、滋补的作用。草鱼含有丰富的硒元素，经常食用有抗衰老、养颜的功效，而且还有防癌抗癌的作用。

（四）鳜鱼

1. 营养特点

鳜鱼又名鲈桂、桂花鱼、石桂鱼等，蛋白质含量高且质优，脂肪含量低，富含抗氧化成分。

2. 食用功效

鳜鱼具有补气血、益脾胃功效，特别适合儿童、老人，以及体弱、脾胃消化功能不佳者食用。经常食用鳜鱼还有美容护肤的功效。

（五）带鱼

1. 营养特点

每100g带鱼含蛋白质18.4g、脂肪4.6g，还含有铁、钙、锌、镁，以及维生素等多种营养成分。带鱼中还含有抗癌成分6-硫代鸟嘌呤（图1-10）。

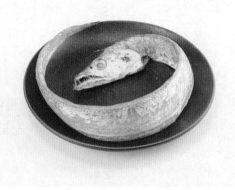

图1-10　带鱼

2. 食用功效

经常食用带鱼，可降低胆固醇，预防高血压、心肌梗死，以及防癌抗癌的功效。带鱼鳞是制造解热息痛片和抗肿瘤的药物原料。

（六）黄鱼

1. 营养特点

黄鱼又名黄花鱼，含有丰富的蛋白质，以及硒、钙等矿物质和维生素等营养成分。

2. 食用功效

黄鱼中富含丰富的硒元素，能延缓衰老，防癌抗癌。经常食用黄鱼对体质虚弱者和中老年人有很好的补益作用。黄鱼是发物，哮喘患者和过敏体质者应慎食。

（七）螃蟹

1. 营养特点

螃蟹含有多种维生素，其中维生素A高于其他陆生及水生动物，维生素B_2的含量是肉类的 56 倍，比鱼类高出 6～10 倍，比蛋类高出 2～3 倍（图 1－11）。维生素 B_1 及磷的含量比一般鱼类高出 6～10 倍。蟹黄含有大量胆固醇。

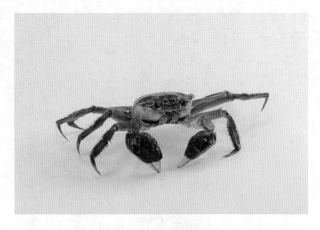

图 1－11　螃蟹

2. 食用功效

螃蟹性寒，脾胃虚寒者应尽量少吃，以免引起腹痛、腹泻，吃时可蘸姜末醋汁，以去其寒气。患有高血压、冠心病、动脉硬化者，尽量少吃蟹黄，以避免血胆固醇升高。注意不可吃死蟹。

（八）虾

1. 营养特点

虾含有丰富的蛋白质、钙、磷、铁、碘和维生素 B_1、维生素 B_2、维生素 B_6 等营养成分（图 1－12）。虾皮中含钙量很高，为 991mg/100g。

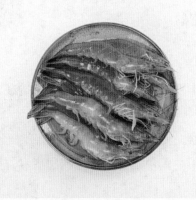

图 1－12　虾

2. 食用功效

虾高蛋白低脂肪，特别适合儿童及老年人食用。中医认为虾有补气健胃、壮阳补精、强身延寿之功能。

（九）牡蛎

1. 营养特点

牡蛎俗称蚝，含有丰富的蛋白质、脂肪、钙、磷、铁等营养成分，素有"海底牛奶"之美称。其含碘量远远高于牛奶和蛋黄，含锌量之高，也为食物之冠。

2. 食用功效

牡蛎肉具有降血压和滋阴养血、强身健体等功能。中医认为，"牡蛎性微寒，无毒，可解五脏，调中益气养血以解丹毒、醒酒止渴、活血充饥，常食还有润肤养颜功能"。

（十）甲鱼

1. 营养特点

甲鱼，又称鳖，富含动物胶、角蛋白、铜、维生素D等营养成分。

2. 食用功效

甲鱼能增强身体抵抗力、调节人体的内分泌，有提高母乳质量、增强婴儿免疫力等功效。甲鱼的腹板称为龟板，有滋阴降火的功效，可用于治疗头晕、目眩、虚热、盗汗等。龟板胶含有皮肤所需要的各种氨基酸，有养颜护肤、美容健身之效。

四、蛋奶类

（一）蛋类

常见的蛋类有鸡蛋、鸭蛋和鹌鹑蛋等。其中产量最大、食用最普遍、食品加工工业中使用最广泛的是鸡蛋。

1. 鸡蛋

（1）营养特点

鸡蛋含有人体需要的所有营养物质（图1－13）。蛋清所含主要是蛋白质，全蛋蛋白质几乎能被人体完全吸收利用，是食物中最理想的优质蛋白质。蛋黄中含有丰富的钙、磷和铁等矿物质，以及维生素A、维生素D、维生素B_1和维生素B_2，蛋黄中还含有较多的胆固醇。

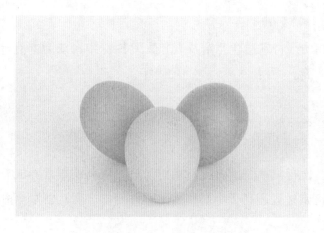

图 1 - 13　鸡蛋

（2）食用功效

鸡蛋适于每天食用，是婴幼儿、孕产妇、患者的理想食品，每天食用不超过 2 个。每天食用鸡蛋，有强健体魄、抗衰老、美肤等作用。冠心病患者每天不超过 1 个；高胆固醇血症者，尤其是重度患者，应尽量少吃或不吃。

2. 鸭蛋

（1）营养特点

鸭蛋的营养价值与鸡蛋相似（图 1 - 14）。鸭蛋中各种矿物质的总量超过鸡蛋很多，尤其是铁和钙，而且鸭蛋含有较多的维生素 B_2。

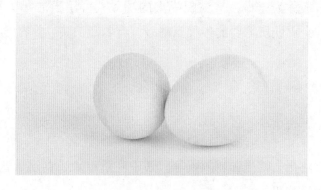

图 1 - 14　鸭蛋

（2）食用功效

鸭蛋性偏凉，特别适宜阴虚火旺者食用。鸭蛋亦有强健体魄、抗衰老、美肤等功效。鸭蛋的胆固醇含量也较高，有心血管疾病、肝肾疾病的人应少吃。

3. 鹌鹑蛋

（1）营养特点

鹌鹑蛋的营养成分与鸡蛋很相似，鹌鹑蛋中各种营养元素的分子较小，所以比鸡蛋中的各种营养元素更易被吸收利用（图1-15）。

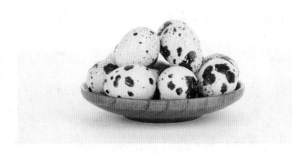

图1-15 鹌鹑蛋

（2）食用功效

3个鹌鹑蛋的营养含量相当于1只鸡蛋。鹌鹑蛋是高血压病患者的理想滋补品，但是高脂血症患者需慎用。

（二）奶类

奶类的营养成分齐全、组成比例适宜，容易被人体消化吸收，是儿童、体弱、年老者和患者的理想食物。人们日常饮用的奶类主要有牛奶、羊奶及马奶等，其中以牛奶饮用量最大。

1. 牛奶

（1）营养特点

牛奶中的蛋白质属优质蛋白，包括人体生长发育所需的全部氨基酸，是除鸡蛋外较好的优质蛋白（图1-16）。牛奶中所含的乳糖，具有调节胃酸、促进胃肠蠕动、有利于钙吸收和促进消化液分泌的作用；牛奶中钙含量尤为丰富，铁含量很低，如以牛奶喂养婴儿，应注意铁的补充。

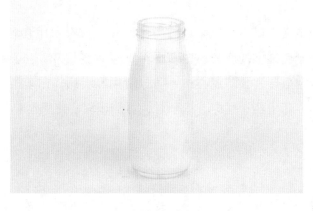

图1-16 牛奶

（2）食用功效

经常饮用牛奶可降低高血压、脑血管病的患病率；绝经期前后的中年妇女常喝牛奶可减缓骨质流失；睡前饮用牛奶能帮助睡眠；不宜空腹喝牛奶，胃肠功能较弱者不宜一次饮用大量牛奶，以免出现腹部不适。

2. 酸奶

酸奶是以牛奶为原料，添加有益菌（发酵剂）发酵而制成，能提高食欲，促进消化，有助眠功效。经常饮用酸奶，能增强机体的免疫力，减少心血管病的发病率，可抑制由于缺钙引起的骨质疏松症。酸奶不宜空腹饮用，饭后2h内饮用效果最佳。适合乳糖不耐受的人饮用，糖尿病患者不宜多饮。

3. 奶酪

奶酪是牛奶经浓缩、发酵而成的奶制品，每千克奶酪制品中浓缩了10kg牛奶的蛋白质、钙和磷等人体所需的营养物质。奶酪能增进人体抵抗疾病的能力、抑制龋齿、防治便秘和腹泻。奶酪中的脂肪和热能都比较多，多吃容易发胖。

五、蔬菜及菌藻类

蔬菜的矿物质含量丰富，但由于蔬菜中含有大量的草酸，其矿物质的吸收率并不高。新鲜蔬菜富含维生素C、胡萝卜素、维生素B_2和叶酸等水溶性维生素。由于蔬菜的品种十分繁多，故仅介绍几种比较有代表性的蔬菜。

（一）白萝卜

1. 营养特点

白萝卜有很好的食用、医疗价值，含有能诱导人体自身产生干扰素的多种微量元素，还含有较多的B族维生素。

2. 食用功效

白萝卜富含维生素，可增强机体免疫力；白萝卜含有木质素和糖化酵素，因而还具有防癌作用，抑制癌细胞的生长；白萝卜可促进胃肠蠕动，协助排便；还可降低血脂、软化血管、稳定血压，预防冠心病、动脉硬化等疾病；白萝卜汁可以防止胆结石的形成；白萝卜是一味中药，性凉，味辛甘，可消积滞、化痰清热、下气宽中、解毒。

（二）胡萝卜

1. 营养特点

胡萝卜中含有大量的类胡萝卜素，特别是β–胡萝卜素，还含有丰富的B族维生素、维生素 C，以及多种矿物质（图 1-17）。

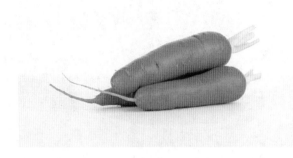

图 1-17　胡萝卜

2. 食用功效

胡萝卜有促进机体正常生长发育、保持视力、治疗夜盲症和眼干燥症等功能；可增强人体免疫力，减轻化疗反应，有抗癌作用。β-胡萝卜素是脂溶性物质，故胡萝卜应用油炒熟或和肉类一起炖煮后再食用，以利于其吸收。

（三）莲藕

1. 营养特点

莲藕含有丰富的维生素 C、维生素 K、膳食纤维及铁元素。莲藕中还含有一定量的淀粉，故常制成藕粉食用。

2. 食用功效

莲藕含铁量高，适合缺铁性贫血患者食用；莲藕中丰富的维生素 K，具有收缩血管和止血的作用，适用于淤血、衄血、尿血、便血的患者，以及产妇；莲藕含有大量的维生素 C 和食物纤维，可将藕粉作为肝病、便秘、糖尿病患者的补品。

（四）洋葱

1. 营养特点

洋葱含有丰富的微量元素硒和前列腺素 A 等，它是唯一含前列腺素 A 的蔬菜（图 1-18）。洋葱中含有植物杀菌素如大蒜素等，因而有很强的杀菌能力。

2. 食用功效

洋葱所含的硒具有防癌抗衰老的功效，含有的前列腺素 A 具有降血压、增加冠状动脉血流量、预防血栓形成的作用，经常食用对高血压病、高脂血症和心脑血管疾病患者都有保健作用。患有皮肤瘙痒性疾病和眼疾、眼部充血者应少食。

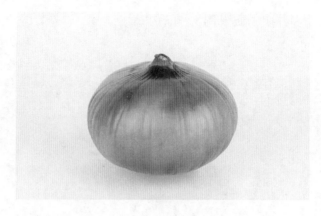

图 1-18　洋葱

（五）菠菜

1. 营养特点

菠菜含有大量的β-胡萝卜素、维生素 E、硒和铁，也是维生素 B_6、叶酸、铁和钾的极佳来源。菠菜叶中含有铬和一种类胰岛素样物质，能使血糖保持稳定。

2. 食用功效

菠菜中含有大量的维生素 E 和硒元素，具有抗衰老、防治老年痴呆作用。菠菜中含铁量很高，但能被吸收的铁并不多，不宜用来补铁补血，尤其是不宜给小孩多吃。吃菠菜时宜先用开水焯一下，捞出再炒或凉拌。

（六）芹菜

1. 营养特点

芹菜含有丰富的铁元素及膳食纤维（图 1-19）。

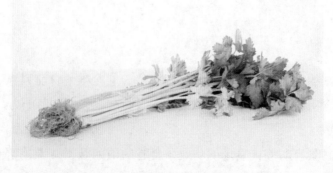

图 1-19　芹菜

2．食用功效

芹菜是辅助治疗高血压病及其并发症的首选食品；对缺铁性贫血、血管硬化、神经衰弱、糖尿病亦有辅助治疗作用；芹菜中的膳食纤维可防治便秘；对预防痛风有较好效果；有降血压作用，故血压偏低者慎用。

（七）茄子

1．营养特点

茄子是紫色蔬菜，紫皮中含有丰富的维生素 E 和维生素 P，茄子中还有丰富的维生素 C 和 B 族维生素（图 1 - 20）。

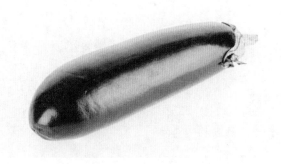

图 1 - 20　茄子

2．食用功效

茄子中的维生素 P，可软化微细血管，防止小血管出血，对高血压病、动脉硬化、咯血、紫癜患者均有辅助治疗作用；茄子中的维生素 C 和皂苷，可降低胆固醇。老茄子，特别是秋后的老茄子有较多茄碱，对人体有害，不宜多吃。油炸茄子会造成维生素 P 大量损失，挂糊上浆后炸制能减少损失。

（八）花椰菜

1．营养特点

花椰菜又称菜花，是含有类黄酮较多的食物之一，类黄酮可减少心脏病与脑卒中的发生危险。花椰菜还含有丰富的维生素 K 和维生素 C（图 1 -21）。

2．食用功效

长期食用花椰菜可以减少乳腺癌、直肠癌及胃癌等癌症的发病概率，花椰菜中丰富的维生素 C 可增强肝脏解毒能力，提高机体的免疫力。花椰菜常有残留的农药，还容易生菜虫，食用之前，可将其放在盐水中浸泡几分钟。

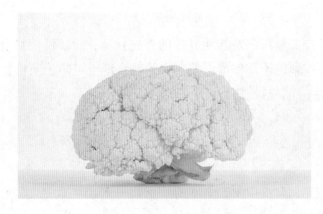

图1-21　花椰菜

（九）番茄

1．营养特点

番茄又称西红柿，含有丰富的胡萝卜素、B族维生素和维生素C，尤其是维生素P的含量居蔬菜之冠（图1-22）。番茄中的番茄红素具有抗氧化能力，能清除自由基，保护细胞，阻止癌变进程。

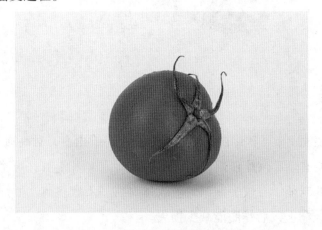

图1-22　番茄

2．食用功效

番茄含有丰富的维生素C，对高血压病、冠心病有良好的辅助治疗作用；番茄具有抗衰老作用，使皮肤保持白皙；番茄多汁，可以利尿，肾炎患者也宜食用。

（十）苦瓜

1．营养特点

苦瓜中含有铬和类似胰岛素的物质，有降血糖作用；苦瓜能提高人体免疫功能，防癌抗癌；苦瓜中的奎宁有消暑解热作用（图1-23）。

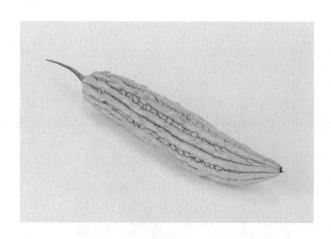

图 1-23 苦瓜

2．食用功效

经常食用苦瓜，能促进糖分分解，是糖尿病患者理想的食疗食物。苦瓜是夏季消暑解热的首选蔬菜，将苦瓜切片晒干，可用来泡苦瓜茶。

（十一）南瓜

1．营养特点

南瓜中含有丰富的微量元素钴和果胶、丰富的 β-胡萝卜素和 B 族维生素（图1-24）。

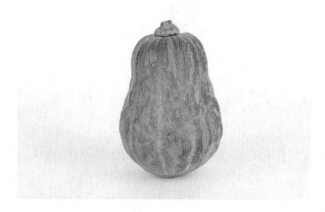

图 1-24 南瓜

2．食用功效

南瓜所含的钴元素是合成胰岛素必需的微量元素，有助于防治糖尿病，糖尿病患者可把南瓜制成南瓜粉，长期少量食用。果胶可延缓肠道对糖和脂质吸收。

（十二）黄瓜

1. 营养特点

黄瓜中含有丰富的钾、铁、磷等矿物质和维生素 C（图 1 - 25）。鲜黄瓜内含有丙醇二酸，可抑制糖类物质转化为脂肪。黄瓜的苦味成分葫芦素，具有很强的抗癌作用。

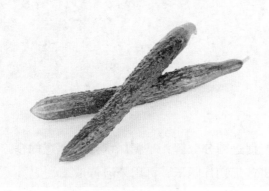

图 1 - 25　黄瓜

2. 食用功效

黄瓜具有清热、解毒、利尿等功效。肥胖、高脂血症、高血压病患者，多吃黄瓜，有利于控制体重。吃黄瓜还可以利尿，亦可作美容之用。

（十三）冬瓜

1. 营养特点

冬瓜肉中含蛋白质、糖类、钙、磷、铁及多种维生素。特别是维生素 C 的含量较高，每 100g 冬瓜中含有 18mg，为番茄的 1.2 倍。

2. 食用功效

冬瓜有减肥利尿的作用。冬瓜不含脂肪，热值低，对防止人体发胖、增进形体健美有重要作用。

（十四）豆角

1. 营养特点

豆角含有丰富的 B 族维生素、维生素 C 和植物蛋白质（图 1 - 26）。

2. 食用功效

豆角有健脾、和胃的作用，还能够补益肾脏，提高人的睡眠质量。可治疗呕吐、打嗝等不适。

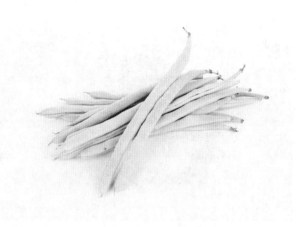

图 1 – 26 豆角

（十五）山药

1. 营养特点

山药中含有丰富的多种微量元素和维生素，且热量又相对较低（图 1 – 27）。

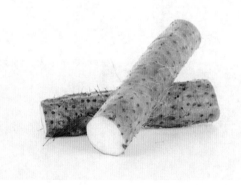

图 1 – 27 山药

2. 食用功效

山药可增强免疫功能，延缓细胞衰老；可增加软骨的弹性；有很好的减肥健美功用。大便燥结者不宜食用。

（十六）香菇

1. 营养特点

香菇具有高蛋白、低脂肪、多糖、多氨基酸和多维生素的营养特点（图 1 – 28）。香菇还含有多种对人体有益的植物化学物，如香菇多糖、灵芝多糖等。

2. 食用功效

香菇有提高免疫力、降胆固醇、降血压的作用；香菇有防癌，抑制肿瘤细胞的生

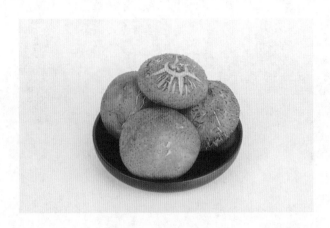

图 1 - 28　香菇

长的作用；香菇食疗对腹壁脂肪较厚的患者，有一定的减肥效果。

（十七）黑木耳

1. 营养特点

黑木耳中铁的含量极为丰富，为猪肝的 7 倍多，还富含维生素 K、果胶等（图1 - 29）。

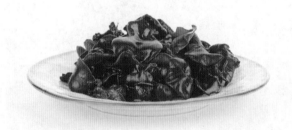

图 1 - 29　黑木耳

2. 食用功效

黑木耳是缺铁性贫血患者的首选食物，能预防血栓、动脉粥样硬化和冠心病；木耳中的胶质有清洗胃肠的作用；含有多种抗肿瘤活性物质，能增强机体免疫力。

六、水果类

水果是人体矿物质和维生素的主要来源。水果中的糖类主要以葡萄糖、蔗糖形式存在，极易被人体吸收。水果中的维生素 C 含量较高，但极易与奶制品中的蛋白质凝结成块，影响消化吸收，还会使人出现腹胀、腹痛、腹泻等病症，故食用水果后，一般不要马上喝牛奶或吃乳制品。

由于水果的品种繁多，故只介绍比较有代表性的几种水果。

（一）苹果

1. 营养特点

苹果含水量为85%，含有丰富的糖类、维生素和微量元素，尤其是胡萝卜素的含量较高；含有丰富的水溶性膳食纤维果胶、苹果酸、枸橼酸等（图1-30）。

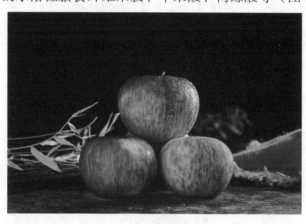

图1-30 苹果

2. 食用功效

苹果能提高胃液的分泌，促进消化；能有效地防止高血脂、高血压、高血糖；预防大肠癌、铅中毒。多吃苹果可改善呼吸系统功能，保护肺部免受污染和烟尘的影响。苹果有着天然的怡人香气，具有明显的消除压抑感的作用。

（二）香蕉

1. 营养特点

香蕉营养高、热量低，含有丰富的蛋白质、糖类、钾、维生素A原、泛酸和维生素C等，同时含有较多的膳食纤维（图1-31）。

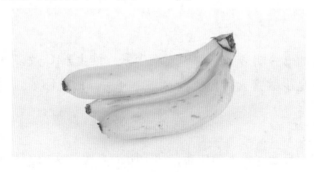

图1-31 香蕉

2. 食用功效

香蕉可以预防脑卒中和高血压病；对修复手足皮肤皲裂十分有效，还能令皮肤光润细滑。香蕉有润肠通便、助消化和滋补的作用。香蕉不易保存，不宜在冰箱内存放。胃酸过多者不宜吃，胃痛、消化不良、腹泻者也应少吃。

（三）菠萝

1. 营养特点

菠萝含有丰富的糖分、多种维生素及果胶等元素（图1-32）。菠萝含有一种叫"菠萝朊酶"的特殊物质，能改善局部的血液循环，消除炎症和水肿。

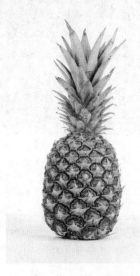

图1-32　菠萝

2. 食用功效

菠萝中所含糖、盐类和酶有利尿作用，适当食用对肾炎、高血压病患者有益。对菠萝过敏者，食用前把菠萝放在淡盐水中浸泡20分钟，凉开水浸洗后再食用。

（四）杧果

1. 营养特点

杧果含有丰富的β-胡萝卜素、B族维生素、维生素C及多种矿物质和氨基酸（图1-33）。杧果是少数富含蛋白质的水果，有明显的抗脂质过氧化和防癌、抗癌作用。

2. 食用功效

杧果能延缓细胞衰老、提高脑功能；利于防治心血管疾病，对于缓解眩晕症、梅尼埃病、高血压晕眩、恶心呕吐等有益；可改善视力，润泽皮肤，是女性的美容佳果。

过敏体质者慎吃，大量进食杧果可使皮肤发黄，损害肾脏。

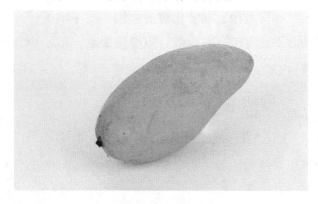

图 1 - 33　杧果

（五）荔枝

1. 营养特点

荔枝含有丰富的糖分、蛋白质、多种维生素、脂肪、枸橼酸、果胶，以及磷、铁等，是有益人体健康的水果。

2. 食用功效

荔枝能补脑健身，开胃益脾，有促进食欲之功效；含有丰富的维生素，可促进微细血管的血液循环，防止雀斑的发生，令皮肤更加光滑。

（六）橘子

1. 营养特点

橘子常错写为"桔子"。橘子的营养丰富，富含维生素 C、β - 胡萝卜素、果胶与枸橼酸。橘子还含有橘皮苷等活性物质（图 1 - 34）。

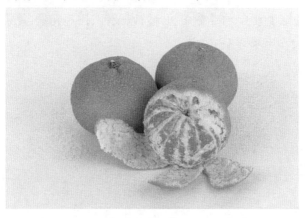

图 1 - 34　橘子

2. 食用功效

橘子有生津止咳、和胃利尿、润肺化痰的作用。橘子中的橘皮苷可加强毛细血管的韧性，扩张冠状动脉，适宜于高血压病、冠心病患者。橘子中含有的枸橼酸可预防动脉硬化、解除疲劳。

（七）橙子

1. 营养特点

橙子含有多种维生素及枸橼酸、苹果酸、果胶等成分，橙皮胡萝卜素含量多（图1-35）。

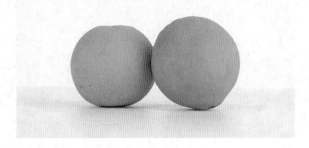

图1-35　橙子

2. 食用功效

橙子能增强机体抵抗力；饭后食用橙子或饮橙汁，还有解油腻、消积食、止渴、醒酒的作用；橙皮可作为健胃剂、芳香调味剂，而且有止咳化痰功效。

（八）柚子

1. 营养特点

柚子含有丰富的维生素C、维生素P、叶酸，以及钾、铬等元素，几乎不含钠（图1-36）。

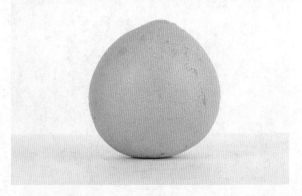

图1-36　柚子

2. 食用功效

柚子含钾丰富,几乎不含钠,是心脑血管病及肾脏病患者较佳的食疗水果。高血压病患者不宜吃柚子,可引起低血压;柚子可降低血液中的胆固醇、预防感冒、缓解咽喉疼痛;新鲜的柚子肉中还含铬元素,能降低血糖。

(九)葡萄

1. 营养特点

葡萄含糖量高,以葡萄糖为主,还含有多种人体所需的氨基酸。葡萄皮和葡萄籽中含有丰富的抗氧化物质原花青素。

2. 食用功效

葡萄对神经衰弱、疲劳过度有益,可健脾和胃,还有防癌、抗癌的作用。原花青素主要存在于葡萄皮和葡萄籽中,可将葡萄皮与葡萄籽一起食入,如葡萄干。

(十)猕猴桃

1. 营养特点

猕猴桃中维生素 C、维生素 A 原、叶酸的含量较高,还含有丰富的膳食纤维和抗氧化物质,如谷胱甘肽等,有利于抑制癌症基因的突变(图 1-37)。

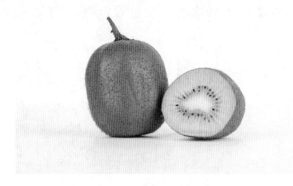

图 1-37 猕猴桃

2. 食用功效

猕猴桃有清热降火、润燥通便、增强人体免疫力的作用,对降低冠心病、高血压病等的发病率有特别的功效。猕猴桃性寒凉,脾胃功能较弱的人不宜多食。

(十一)西瓜

1. 营养特点

西瓜富含人体所需的多种营养素,如各种氨基酸、有机酸和矿物质等,还含有丰富的番茄红素(图1-38)。

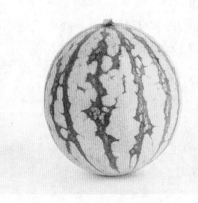

图1-38 西瓜

2. 食用功效

西瓜味甘性寒,有消暑除烦、止渴利尿之功效,对水肿、肾炎等病症有良好的辅助治疗作用。糖尿病患者不宜多吃西瓜。

(十二)梨

1. 营养特点

梨含有丰富的果糖和葡萄糖,还含有一定量的矿物质、维生素及苹果酸等(图1-39)。

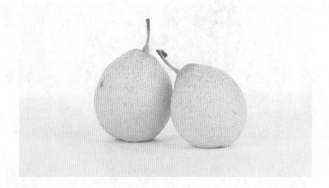

图1-39 梨

2. 食用功效

梨有清心润肺的作用,煮熟的梨有助于肾脏排泄尿酸,预防痛风、风湿病和关节炎。梨性寒凉,不可吃得过多。脾胃虚寒、发热的人不宜吃生梨。

（十三）桃

1. 营养特点

桃含蛋白质、脂肪、糖类、钙、磷、铁和多种维生素，铁含量在水果中最高。

2. 食用功效

桃含钾多，含钠少，适合水肿患者食用；能一定程度预防贫血；可预防便秘。

（十四）草莓

1. 营养特点

草莓誉为"果中皇后"，富含维生素 A、维生素 C，以及鞣酸、膳食纤维等营养成分。

2. 食用功效

草莓可预防坏血病，防治动脉硬化、冠心病，对贫血、胃肠道有滋补作用，还有防癌作用。草莓中含草酸钙较多，尿路结石患者不宜吃得过多。

七、坚果类

坚果又称壳果，食用部分多为坚硬果核内的种仁子叶或胚乳，营养价值很高。坚果类食物分成两个亚类：一是树坚果，主要包括杏仁、腰果、榛子、松子、核桃、栗子、开心果等；二是种子，主要包括花生、葵花子、南瓜子、西瓜子等。

（一）花生

1. 营养特点

花生滋养补益，含有大量的蛋白质和脂肪（图 1－40）。花生含有胆碱、维生素 A、B族维生素、维生素 E、维生素 K、硒及钙等 20 多种微营养素。

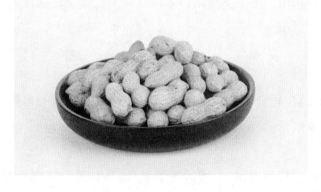

图 1－40 花生

2.食用功效

花生有止血作用,红衣的止血作用比花生高50倍;有增强记忆力的作用,可防老年痴呆;有防治肿瘤、动脉粥样硬化、心脑血管疾病的作用。将花生连同红衣与大枣配合使用,既可补虚,又能止血。

食用以炖为最佳,可避免营养素的破坏,生炒熟或油炸后,性质热燥,不宜多食。霉变的花生不能吃,含有大量致癌物质(黄曲霉毒素)。

(二)瓜子

1.营养特点

瓜子是维生素 B_1 和维生素 E 的良好来源,其中的蛋白质含量高,热量低,不含胆固醇,还含有丰富的铁、锌、钙、钾、镁等矿物质(图1-41)。

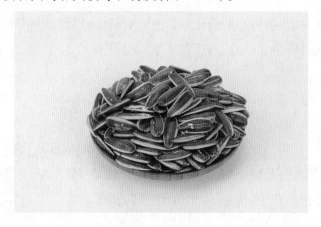

图1-41　瓜子

2.食用功效

葵花子可防止贫血,预防高血压,降低结肠癌的发病率。西瓜子有利肺、润肠、止血、健胃、降压等医疗功效。南瓜子有杀虫和治疗前列腺疾病的食疗作用,可以缓解静止性心绞痛,并有降压的作用。瓜子类食用过多可致口干舌燥,引起口腔黏膜损伤、溃疡等。

(三)杏仁

1.营养特点

杏仁含有丰富的 B 族维生素、维生素 C、维生素 E 等,还含有多种具有特殊生理作用的植物成分,如苦杏仁苷、类黄酮等(图1-42)。

2.食用功效

杏仁可润肺清火、排毒养颜,丰富的维生素 B_{17} 是有效的抗癌物质;丰富的维生素 C 和多酚类成分,能显著降低心脏病和很多慢性病的发病危险性;富含维生素 E,具有美容的功效。

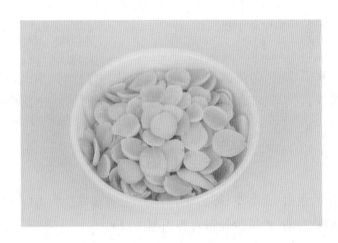

图 1 – 42　杏仁

（四）栗子

1. 营养特点

栗子含有蛋白质、脂肪、B 族维生素等多种营养素,素有"干果之王"的美称(图 1 – 43)。

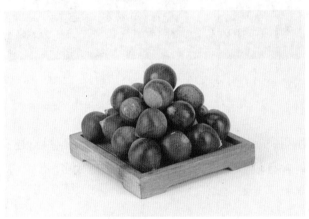

图 1 – 43　栗子

2. 食用功效

栗子能防治高血压病、冠心病、动脉硬化、骨质疏松等疾病,是抗衰老、延年益寿的滋补佳品,老年人尤其适合经常食用,但一次不宜食用太多。

（五）榛子

1. 营养特点

榛子果仁中含有丰富的蛋白质、脂肪、糖类、胡萝卜素、维生素 B_1、维生素 B_2、维生素 E 等,钙、磷、铁含量也高于其他坚果。

2. 食用功效

榛子对体弱、病后虚弱、易饥饿的人有很好的补养作用;能有效地延缓衰老、防治血管硬化、润泽肌肤;含有抗癌化学成分紫杉酚,可用于卵巢癌和乳腺癌等防治。

(六)核桃

1. 营养特点

核桃含有丰富的蛋白质、脂肪、锌元素、B 族维生素和维生素 E(图 1-44)。脂肪的主要成分是亚油酸甘油酯,能减少肠道对胆固醇的吸收。

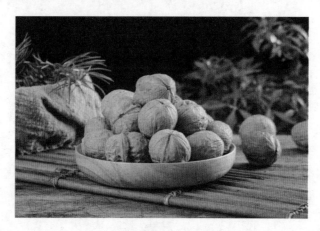

图 1-44 核桃

2. 食用功效

核桃可作为高血压病、动脉硬化患者的滋补品;可健脑益智;还有防止细胞老化,延缓衰老的作用。核桃含有较多脂肪,所以不宜一次吃得太多。

(七)开心果

1. 营养特点

开心果果仁含有丰富的油脂、维生素 E 等成分(图 1-45)。

2. 食用功效

开心果能治疗神经衰弱、水肿、贫血、营养不良、慢性泻痢等病症,还可强身健体,提高免疫力,具有护肤美容的功效。开心果含有很高的热量、较多的脂肪,肥胖、血脂高的人应少吃。

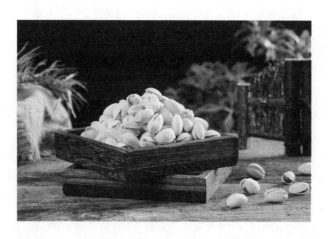

图 1-45　开心果

八、调味品及其他食品

调味品及其他食品主要介绍的是食用油、醋及茶叶。

（一）食用油

食用油根据来源,可分为植物油和动物油,家庭中大多使用植物油。

该处简单介绍植物油和动物油的营养对比（表1-3）,以及常用食用油营养对比（表1-4）。

表1-3　植物油和动物油的营养对比

油脂	常温下状态	脂肪组成	其他营养素	吸收效果	常用品种
植物油	液态	以不饱和脂肪酸为主	富含维生素 E,钾、钠、钙、铁、磷、锌等矿物质含量较少	消化吸收率高	豆油、花生油、菜籽油、芝麻油、玉米油、葵花籽油、橄榄油等
动物油	固态	以饱和脂肪酸为主	维生素 E 含量少,但含有少量维生素 A,其他营养成分与植物油相似	消化吸收率低	猪油、牛油、羊油、鱼油等

表1-4　常用食用油营养对比

植物油	饱和脂肪酸	单不饱和脂肪酸	多不饱和脂肪酸		维生素 E（mg/100g）	胆固醇（mg/100g）
		油酸	亚油酸	亚麻酸		
菜籽油	13	20	16	9	60.89	0
豆油	16	22	52	7	93.08	0
花生油	19	41	38	0.4	42.06	0
玉米油	15	27	56	0.6	51.94	0
葵花籽油	14	19	63	5	54.6	0
橄榄油	10	83	7	0	22.03	0
芝麻油	15	38	46	0.3	68.53	0
猪油（炼）	43	44	9	0	5.21	93
牛油（炼）	62	29	2	1	4.6	135
羊油（炼）	57	33	3	2	0	107

植物油是必需脂肪酸的重要来源。高脂血症者要控制以饱和脂肪酸为主的动物油。食用油的摄入应多样化，各种油替换着吃，营养更全面、更健康。

（二）醋类

醋多由高粱、大米、玉米、小麦及糖类和酒类发酵制成，适宜患流感、肾结石、高血压、高脂血症、高血糖、高尿酸者食用；也适宜吃鱼蟹过敏、醉酒者食用。脾胃湿盛、痿痹胃酸过多、支气管哮喘、严重胃及十二指肠溃疡者不宜食用。

醋可以当蘸料食用，也可以用于炒菜、鱼肉及煮汤时提味，但烹调胡萝卜与绿色蔬菜时，则要避免加醋。

（三）茶叶

茶叶的化学成分很复杂，含有的非营养成分多，包括多酚类、色素、茶氨酸、芳香物质及皂苷类（图1-46）。茶叶有预防肿瘤、心血管疾病，抑菌消炎、解毒和抗过敏作用。茶为低糖饮料，适于糖尿病及其他忌糖患者饮用。

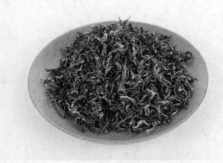

图1-46　茶叶

茶叶含咖啡因,易失眠、溃疡病者不宜饮茶;营养不良者、缺铁性贫血者不宜饮茶。茶叶苦寒,冷茶伤脾胃,肥胖者宜多饮绿茶;体质弱小者宜多饮红茶和花茶;夏季饮绿茶,可清热、去火、降暑,秋冬季最好饮红茶。

第三节 平衡膳食与合理营养

一、平衡膳食基本要求

平衡膳食是指选择多种类食物,经过适当搭配做出的营养均衡的膳食,这种膳食能满足人们对能量及各种营养素的需求。各种类食物的营养素之间能相互配合,促进营养的吸收及利用。

(一)膳食食物要多样化

平衡膳食必须由多种食物组成,不同的食物营养各有不同,食物多样才能营养均衡。现代营养学认为,合理膳食应含有 5 类基本食物,即谷薯类、动物性食物、大豆坚果类、蔬菜水果类和纯热能食物。

1. 谷薯类

谷类包括米、面、杂粮,薯类包括马铃薯、甘薯、木薯等,是热能的主要来源。每天的进食量与热能需求、生活、劳动强度有关,同时也会受副食供给量的影响,从事中等劳动强度的成年人,每天需要 500～600g。

2. 动物性食物

动物性食物包括肉、禽、鱼、奶、蛋等,主要提供蛋白质、脂肪、矿物质、维生素 A 和 B 族维生素。

3. 大豆坚果类

大豆坚果类包括大豆及其他干豆类、各类坚果,主要提供蛋白质、脂肪、膳食纤维、矿物质和 B 族维生素。

4. 蔬菜水果类

蔬菜水果类包括鲜豆、根茎、叶菜、茄果等,主要提供蛋白质、膳食纤维、矿物质、维生素 C 和胡萝卜素。平衡膳食中蔬菜是必不可少的,否则就不能满足身体对某些维生素和无机盐的需要,膳食纤维也会不足。成人每天需要蔬菜量为 400～500g。

5. 纯热能食物

纯热能食物包括动植物油、淀粉、食用糖和酒类,主要用于提供能量。

有调查研究营养与慢性病之间的关系,认为营养不足会影响人体健康,营养过剩也是某些疾病的诱因,提出平衡膳食以谷类60%、肉鱼乳蛋类17%、油脂8%、其他15%的构成较为适宜。推荐摄入的主要食物品种数主要有以下几类(表1-5)。

表1-5　推荐摄入的主要食物品种数

食物类别	平均每天品种数	每周至少品种数
谷类、薯类、杂豆类	3	5
蔬菜、水果类	4	10
禽、畜、鱼、蛋类	3	5
奶、大豆、坚果类	2	5
合计	12	25

注:不包括油和调味品。

(二)满足热能和营养素供给量标准及合理比例

(1)保证三大营养素摄入的合理比例,糖类占总热能60%～70%,蛋白质占11%～14%,脂肪占20%～25%。

(2)糖类主要由谷类、薯类、淀粉食物供给,控制饮酒、食糖及其制品。

(3)脂肪则要以植物油为主,减少动物脂肪摄入。

(4)蛋白质的供给量,成年人占总热能的11%～12%,儿童和青少年为13%～14%,以保证生长发育的需要,其中优质蛋白质应占到蛋白质总量的30%～50%。

(5)维生素也尽可能按供给量标准配膳。

(6)注意无机盐及必需微量元素之间的供给平衡。

(三)合理的烹调加工方法,减少营养素的损失

如果烹调加工方法不合理,食物中的营养素就会缺乏,不能被人体利用,造成营养缺乏。食物烹调加工的目的是使食物具有令人愉悦的感官性状,提高食品的消化率及对食物进行消毒,在此基础上尽量减少营养素的损失,即为合理烹调。

(四)合理的膳食制度

合理安排一日的餐次及两餐之间的间隔和每餐的数量、质量。按照我国人民的生活习惯,每日三餐比较合理,两餐之间的间隔以4～6h为宜,各餐较适宜的分配为:早餐占全天总热能的25%～30%,午餐占40%,晚餐占30%～35%。要定时定量进餐,不宜过饱,更不要暴饮暴食。

（五）食物应感官性状良好,多样化,能满足饱腹感

食物的色、香、味、外形等感官性状,可对食物中枢产生刺激因素,不断调换食物品种和烹调方法,做到多样化,可保持大脑皮质的适度兴奋,促进食欲,有利于食物的消化和吸收。

二、平衡膳食宝塔

平衡膳食宝塔(图1-47)是中国营养学会根据《中国居民膳食指南》,结合中国居民膳食结构的特点提出来的,它用直观的宝塔形式把平衡膳食的原则转化成各类食物的重量,便于人们理解和日常生活的实行。宝塔的运用规则如下所述。

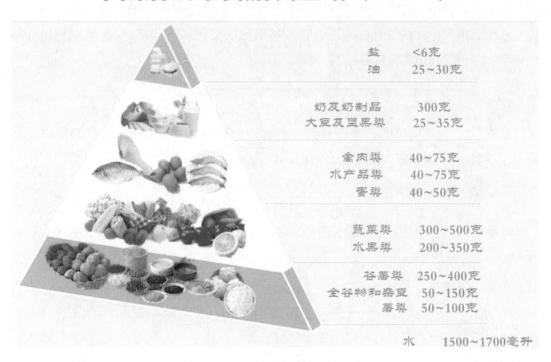

图1-47 中国居民平衡膳食宝塔(2016)

（一）确定适合自己的能量水平

膳食宝塔中建议的每人每日各类食物摄入量范围适用于一般健康成人,在实际应用时要根据个人年龄、性别、身高、体重、劳动强度、季节等情况适当调整。能量是决定食

物摄入量的首要因素,体重是判定能量平衡的最好指标。

（二）根据自己的能量水平确定食物需要

一般健康成年人要根据自身的能量需要进行食物选择,对图中建议的10类食物总量作相应的增减。如年轻人、身体活动强度大的人需要的能量高,应适当多吃些主食;年老、活动少的人需要的能量少,可少吃些主食。

（三）食物同类互换,调配丰富多彩的膳食

应用膳食宝塔中各类食物的重量不是指某一种具体食物的重量,而是一类食物的重量,可以按照同类互换、多种多样的原则调配一日三餐。

（四）因地制宜充分利用当地资源

我国各地的饮食习惯及物产不尽相同,因地制宜充分利用当地资源才能有效地应用膳食宝塔。例如,牧区奶类资源丰富,可适当提高奶类摄入量;渔区可适当提高鱼类及其他水产品摄入量;由于地域、经济或物产所限无法采用同类互换时,也可以暂用豆类代替乳类、肉类;或用蛋类代替鱼类、肉类。

（五）膳食对健康的影响是长期的结果

养成习惯,长期坚持膳食平衡对健康影响是长期的结果。应用平衡膳食宝塔应自幼养成习惯,并坚持不懈,才能充分体现其对健康的重大促进作用。

（六）各食物所需所占百分比

谷类在每日食物摄入量中占33%,蔬菜水果类占31%,蛋、肉、鱼类占20%,奶、豆类占12%,油脂类占4%。

第四节　营养筛查与评估

营养筛查与评估是健康评估中的重要组成部分,照护师可以对患者进行营养的筛查,评估其营养状况及膳食组成、了解和掌握患者现存的营养问题,从而选择恰当的饮食照护方案,对改善患者的营养状况及促进病情的康复具有重要的意义。

一、营养筛查与评估量表

（一）NRS－2002 营养风险筛查

营养风险筛查是营养专业人员实施的快速、简便方法，以决定是否需要制定和实施营养支持计划。2001 版《美国肠外肠内营养学会（ASPEN）指南》推荐的营养疗法流程为：营养筛查、确定营养不良风险患者、营养状况评估、营养干预、营养疗效评价。

营养筛查与评估的共同目的是发现具有营养风险和营养不良的患者，制定营养计划，进而实施营养治疗。目前最为常用的筛查工具是：营养风险筛查 2002（NRS－2002）。

（二）NRS－2002 营养风险筛查评价量表

NRS－2002 总评分包括 3 部分的总和，即疾病严重程度评分 + 营养状态低减评分 + 年龄评分（若 70 岁以上加 1 分）（表 1－6）。

表 1－6　营养风险筛查评价量表

NRS－2002 评分：_____

营养状态受损评分：_____	
无(0 分)	正常营养状态
轻度(1 分)	a. 3 个月内体重丢失 >5%；b. 食物摄入为正常需要量的 50% ~75%
中度(2 分)	a. 2 个月内体重丢失 >5%；b. 食物摄入为正常需要量的 25% ~50%； c. BMI < 20.5
重度(3 分)	a. 1 个月内体重丢失 >5%；b. 前一周食物摄入为正常需要量的 25% 以下；c. BMI < 18.5
疾病严重程度评分：_____	
无(0 分)	正常营养需要量
轻度(1 分)	a. 髋骨骨折；b. 慢性疾病有并发症；c. 慢性阻塞性肺疾病；d. 血液透析；e. 肝硬化；f. 糖尿病；g. 一般恶性肿瘤；h. 其他 _____
中度(2 分)	a. 腹部大手术；b. 脑卒中；c. 重度肺炎；d. 血液恶性肿瘤；e. _____
重度(3 分)	a. 颅脑损伤；b. 骨髓移植；c. APACHE 评分大于 10 分的 ICU 患者；d. _____
年龄评分：_____	
0 分	年龄 <70 岁
1 分	年龄 ≥70 岁

注：总分≥3 分表示患者有营养风险，需要结合临床制订营养支持计划；总分 <3 分表示一周后对患者再进行筛查。如患者将在一周内进行大手术，则需要加上大手术的分值。如达到 3 分，则需要结合临床制订营养干预计划，在手术后开始营养支持。

二、饮食状况评估

对患者饮食状况的评估可明确照护者是否存在影响营养状况的饮食问题。

（一）用餐情况

注意评估患者用餐的时间、频次、方式、规律等，以保持患者良好的饮食习惯。

（二）饮食种类及摄入量

注意评估患者摄入食物的种类、数量及相互比例是否适宜，是否被人体消化吸收，以保证患者的营养摄入需求。

（三）食欲

注意评估患者的食欲有无变化，如有变化，应与患者沟通，分析原因，提出解决方案，保持良好食欲。

（四）其他

注意评估患者是否服用药物或其他补品等，并注意其种类、剂量、服入时间，有无咀嚼不便、口腔疾患等可影响其饮食状况的因素。

三、人体测量及评价

人体测量通过对人体有关部位的长度、宽度、厚度及围度的测量，以达到根据个体的生长发育情况了解其营养状况的目的。主要的指标有身高、体重、上臂围、皮褶厚度等。

（一）身高

（1）测量意义：身高是反映人体骨骼生长发育的主要指标。

（2）测量仪器：使用电子或机械标准身高仪测量身高，使用前需对仪器进行校正，检查立柱与底板是否垂直、零件有无松脱及仪器有无晃动等。

（3）测量方法：测定时患者需赤足，足底与地板平行，足跟并拢靠紧，足尖外展60°，背伸直，上臂自然下垂，躯干自然挺直，头要正，颈要直，两眼平视前方。测量者站于被测者的右侧，使测量用的滑板底与头顶点接触，测量人员读数时双眼应与压板平面平行，读数并记录,以厘米(cm)为单位,精确到小数点后 1 位。

(4)注意事项:身高仪应放置在平坦靠墙的地方;测试人员读数时双眼与压板视线平行;告知被测量者,足跟着地,不要踮脚;压板与头部接触时,头发蓬松的要压实,头顶的发髻要打开;测量完毕及时将水平压板收回,避免碰撞。

(二)体重

1.测量意义

体重是反映人体生长的整体指标,反映骨骼、肌肉、脂肪及内脏器官的发育情况,还可以间接地反映机体的营养状况。

2.测量仪器

电子体重秤,使用前需检验准确度和灵敏度。以千克(kg)为单位,读数精确到小数点后 1 位。

3.测量方法

测试时,显示屏数值归 0,被试者穿着轻便衣物(短袖短裤为宜),站立在体重秤中央,站稳后再读数记录。

4.注意事项

被试者站在仪器中央;测量前不要进行强体力劳动或体育锻炼;测量仪器使用前均需校正。

5.体重评价方法

标准体重:标准体重也称为理想体重,测出身高体重,按公式计算出标准体重,并计算实测体重占标准体重的百分数。百分数差在 10% 之内为正常范围,增加10% ~ 20% 为超重,超过 20% 为肥胖,减少 10% ~20% 为消瘦,低于 20% 为明显消瘦。

我国常用的标准体重计算方法为:

标准体重(kg) = 身高(cm) – 105

实测体重占标准体重的百分数计算公式:

$$\frac{实测体重 - 标准体重}{标准体重} \times 100\%$$

6.体重指数(BMI)

主要用作评价肥胖的指标,BMI = 体重(kg)/[身高(m)]^2。评价标准见表1 – 7。

表 1 – 7　体重指数

BMI(kg/m^2)	分类	BMI(kg/m^2)	分类
BMI < 18.5	体重过低	24.0≤BMI < 28.0	超重
18.5≤BMI < 24	体重正常	BMI≥28.0	肥胖

（三）上臂围

上臂围是测量上臂中点位置的周长。

1. 测量意义

可用于评估肌肉发育状况,测量上臂紧张围与上臂松弛围,计算二者之差。一般情况下,此差值越大说明肌肉发育状况越好,反之说明脂肪发育状况良好。

2. 测量工具

无伸缩性卷尺,刻度读至0.1cm。

3. 测量方法

（1）上臂紧张围:上臂肱二头肌最大限度收缩时的围度。被测量者上臂斜平举约45°角,手掌向上握拳并用力屈肘,将卷尺在上臂肱二头肌最粗处环绕一周进行测量。

注意事项:①测量时被测量者要使肌肉充分收缩,卷尺的松紧度要适宜;②测量误差不超过0.5cm。

（2）上臂松弛围:指上臂肱二头肌最大限度松弛时的围度。测量上臂紧张围后,将卷尺保持原来的位置不动,嘱被测量者将上臂缓慢伸直,将卷尺在上臂肱二头肌最粗处环绕一周进行测量。

注意事项:①测量上臂松弛围时,需注意由紧张变换到放松时,勿使卷尺移位。②测量误差不超过0.5cm。

4. 上臂围评价

我国男性上臂围平均为27.5cm,女性为25.8cm,上臂围可反映肌蛋白储存和消耗程度,也可反映热能代谢的情况,是快速而简便的评价指标。测量值＞标准值90%为营养正常,90%~80%为轻度营养不良,80%~60%为中度营养不良,＜60%为严重营养不良。

（四）皮褶厚度

皮褶厚度,又称皮下脂肪厚度,反映脂肪含量。

1. 测量意义

脂肪组织是身体储存能量的主要组织,常用皮褶厚度来估计皮下脂肪的消耗情况,并作为评价能量缺乏的程度或肥胖与否的指标。高血压病、心血管疾病、肥胖和营养不良等,都与人体内脂肪的含量和分布状态有密切的关系。

2. 测量部位

上臂肱三头肌部、肩胛下角部、腹部。根据情况同时测定或是分别选用一项或两项,可分别代表个体肢体、躯干、腰腹等部分的皮下脂肪堆积情况。

3.测量仪器

皮褶厚度计。卡钳钳头接触皮肤的面积为 20～40mm^2,测量时使用钳头钳压皮褶的压强规定为 10g/mm^2,测量前要进行校正。

4.测量方法

被测量者自然站立,充分裸露被测部位。测量人员用左手拇指、食指和中指将被测部位皮肤和皮下组织提捏起来,用皮褶厚度计在提捏点皮褶下方距手指 1cm 处测量其厚度,在皮褶计指针快速回落后立即读数。连续测量 3 次,取两次相同的值或中间值。记录以毫米(mm)为单位,精确到 0.1mm。

(1)上臂部皮褶厚度:肩峰、尺骨鹰嘴(肘部骨性突起)部位,测量右臂后面从肩峰到尺骨鹰嘴连线中点处。

(2)腹部皮褶厚度:脐水平方向与右锁骨中线交界处(约在脐旁右侧 2cm 处),纵向测试。

(3)肩胛下角皮褶厚度:测量右肩胛骨下角下方 1cm 处,皮褶走向与脊柱呈 45°角。

5.注意事项

①被测量者自然站立,肌肉放松,使身体重量平均落在两腿上。②测量时要把皮肤与皮下组织一起捏提起来,注意不要捏提肌肉。③测量过程中皮褶厚度计的长轴应与皮褶的长轴一致,避免因组织张力增加而影响测量的准确度。④测量前应将皮褶厚度计校准。

6.皮脂厚度评价

正常参考值:男性为 12.5mm,女性为 16.5mm;较正常值少 35%～40% 为严重体脂消耗,25%～34% 为中度体脂消耗,<24% 轻度体脂消耗。

第五节 饮食种类

根据适应不同病情的需要,医院饮食种类可为 3 大类:基本饮食、治疗饮食和试验饮食。

一、基本饮食

基本饮食包括普通饮食、软质饮食、半流质饮食和流质饮食 4 种。

(一)普通饮食

普通饮食简称普食,是膳食中最常见的一种类型。能量及各类营养素应充分均匀地供给,达到平衡饮食的要求。

1.适用范围

普食与健康人的饮食基本上相似,主要适用于无饮食限制、体温正常、无咀嚼困难、消化功能正常,以及疾病恢复期的患者。

2.饮食原则

平衡饮食,能量充足,营养均衡,保证体积,食物品种应多样化,美观可口,合理分配,避免刺激性食物。

3.食物选择

根据需要摄入,所有食物均可采用。

4.用法

每日总热量应达到 2200 ~ 2600kcal,蛋白质 70 ~ 90g,脂肪 60 ~ 70g,糖类 450g,水分 2500mL;每日 3 餐,各餐按比例分配,早餐为 25% ~ 30% ,中餐为 40% 左右,晚餐为 30% ~ 35% 。

(二)软质饮食

软质饮食也称软食,指质软而烂的食物,比普食更易消化。

1.适用范围

低热,消化不良,肠道疾病恢复期,口腔疾患,咀嚼不便,幼儿和老年人。

2.饮食原则

营养均衡的基础上食物应细碎、软、烂,易消化、易咀嚼,少油腻、少粗纤维及少刺激饮食。

3.食物选择

(1)适用食物

主食:软米饭、面条、面片、面包、松软的发糕。

菜类:蔬菜切碎煮熟,选择粗纤维含量少的蔬菜,如胡萝卜、菠菜、冬瓜、花椰菜等。

蛋类:煮嫩鸡蛋等。

奶类:牛奶、奶酪、酸奶等。

肉类:肉末、肉丝、肉丁、鱼丸、虾丸等。

豆类:豆腐脑、鸡蛋烩豆腐、各种腐乳等。

(2)禁用食物

粗、硬、不好消化的主食;含粗纤维较多的食物(如韭菜、芹菜等)。

4.用法

所有绿叶菜均要切成 1cm 左右长,制软;肉类则用肉丝、肉丁、肉末等,制作时用淀粉浆后用油滑炒,可使肉丝等软嫩。烹调避免用油煎、炸、爆炒等方法;避免用辣椒、芥末等酸、辛辣刺激食品及调味品。每日总热能为2200~2400kcal,蛋白质60~80g。餐次为每日3~4餐。

(三)半流质饮食

半流质饮食俗称半流食,是一种比较细软、易消化、含粗纤维少的半流体状态的食物,是介于软饭与流质饮食之间的一种饮食。

1. 适用范围

中等发热,体质虚弱,口腔及急性消化道疾病及手术后患者。

2. 饮食原则

食物呈半流质状,营养素丰富,无刺激性易于咀嚼及吞咽和消化的食物。胃肠功能紊乱者禁用富含膳食纤维或易引起胀气的食物。

3. 食物选择

(1)适用食物

主食:各种粥类,如白米粥、肉末粥、肉末碎菜粥、碎鸡肉粥、枣泥粥等。

菜类:含纤维较少的蔬菜。

蛋类:蒸蛋羹、蛋花汤等。

奶类:牛奶、奶酪、酸奶等。

肉类:肉末、鱼泥、虾泥等。

豆类:豆浆、豆腐脑、豆腐汤等。

(2)禁用食物

粗、硬、不好消化的主食;大块肉类、大块蔬菜、含粗纤维较多的食物(如韭菜、芹菜、藕等),以及油炸食品等。

4. 用法

蔬菜应制碎、制软;肉给予肉末、肉泥;烹调避免用油煎、炸、爆炒等方法;避免用辣椒、芥末等酸、辛辣刺激食品及调味品。每日总能量为1500~2000kcal,蛋白质50~70g。餐次每日5餐。

(四)流质饮食

流质饮食也称流食,是一种将全部食物制成流体状态或在口腔能融化为液体状态的饮食,较半流食质更易吞咽和消化。

1. 适用范围

高热,消化道急性炎症,食道狭窄,胸、腹部大手术后,口腔、面颊、耳鼻喉部手术后等。

2.饮食原则

饮食制成糊体或液体状态,入口即可吞咽,此种饮食所提供的能量、蛋白质及其他营养素均较少,营养不平衡,不宜长期食用,故仅能短期作为过渡期膳食应用,或者长期食用过程中辅以肠内或肠外营养。

3.食物选择

可制作成流体性状的一切食物,如米糊、各种汤类、蛋羹、豆腐脑、藕粉、黑芝麻糊、米粉、营养粉、匀浆膳等。

4.用法

各种原料食物蒸熟煮透后,研磨或用绞碎机制成糊状,食用前需再次蒸煮消毒。各种汤类需煲成浓汤。成品粉剂按说明书冲调。每日总能量 830 ~ 1200 kcal,蛋白质40 ~ 50g,每 2 ~ 3 小时进食 1 次,餐次每日 6 ~ 7 餐。主餐全量为每餐 400mL,加餐全量为每餐 200mL。

二、治疗饮食

治疗饮食是指在基本饮食的基础上,调节热能和营养素,以达到辅助治疗促进康复的目的。

(一)高热量饮食

所有含油量高的和油炸过的食物都属于高热量食物。

1.适用范围

用于热能消耗较高的甲状腺功能亢进、结核、烧伤、肝炎、胆道疾病,以及体重不足、营养不良患者及产妇等。

2.饮食原则及用法

每日在基本饮食的基础上加餐 2 次,可进食牛奶、豆浆、鸡蛋、藕粉、蛋糕、巧克力及甜食等。总热量约为 3000kcal/d。

3.食物选择

核桃、花生、芝麻、动物内脏、奶油制品及油炸食品等。

(二)高蛋白饮食

高蛋白饮食指日常饮食中含蛋白质较多的食品。

1. 适用范围

各种消耗性疾病如甲状腺功能亢进、结核病、贫血、恶性肿瘤患者;低蛋白血症患者;孕妇、哺乳期妇女等。

2. 饮食原则及用法

(1)在供给充足热能的基础上,可通过加餐方式增加膳食中蛋白质含量,例如在原饮食基础上,早餐加煮鸡蛋一个,晚餐加牛奶 200mL,但以不超过摄入能量的 20% 为原则。

(2)其中蛋、奶、鱼、肉、大豆制品等优质蛋白质,应占总蛋白的 1/3 ~ 2/3;同时应增加维生素 A、胡萝卜素、钙的摄入量。

(3)食欲欠佳者可采用高蛋白配方制剂,如酪蛋白、乳清蛋白、大豆分离蛋白制品。

(4)平均每日蛋白摄入为 1. 2 ~ 2g/kg,总量不超过 120g/d。少量多餐,总热量为 2500 ~ 3000kcal/d。

3. 食物选择

推荐选择牛奶、鸡蛋、瘦肉、鱼肉、虾、豆制品等高蛋白食物。

(三)低蛋白饮食

低蛋白饮食是一种控制饮食中蛋白质含量的饮食,以减少含氮代谢产物,减轻肝、肾负担。

1. 适用范围

用于限制蛋白质摄入的急性肾炎、肝肾功能衰竭等患者。

2. 饮食原则及用法

(1)适当多进食糖类和蔬菜,必要时可摄入纯淀粉,以维持正常热量。

(2)成人蛋白质摄入量不超过 40g/d;在控制蛋白质摄入量的前提下,提供充足的能量和其他营养素。

(3)肾脏疾病患者可适当增加烹调油用量以提高能量摄入,但若血脂异常,则需限制油的用量;肾功能不全者应摄入动物性蛋白,忌豆制品;肾功能衰竭患者摄入无蛋白饮食;肝功能衰竭者应以豆类蛋白为主,避免动物类食物。

3. 食物选择

在限量范围内要求适当选用优质蛋白,如牛奶、鸡蛋、瘦肉、鱼虾等;肾脏病患者可选择动物蛋白丰富的食物,如瘦肉、鱼、鸡肉等。

(四)低脂饮食

低脂饮食是指减少摄入甘油三酯、胆固醇比例的食物,利于改善脂肪代谢紊乱和吸收不良而引起的各种疾患。

1. 适用范围

高血压、高脂血症、冠心病、动脉硬化、糖尿病、肝硬化等患者。

2. 饮食原则及用法

（1）食物配制清淡少油，脂肪占总能量的25%以下，摄入脂肪总量＜50g/d（按疾病的不同和病情发展情况分为脂肪50g/d、40g/d、20g/d、10g/d），尤其应限制动物脂肪的摄入。

（2）高胆固醇者食用蛋黄每周不超过3个，禁食肥肉、动物内脏、鱼子、肉汤等；禁用油炸食品及过油食物，如炸里脊、鸡勾肉、狮子头等。烹调油要选择植物油，全天不超过25g；炒肉丝、肉片均不用过油，改用过水焯后用少量烹调油翻炒；烹调时多采用蒸、煮、炖、烩、拌等方法。

3. 食物选择

适用食物：各种主食、蔬菜和豆制品，少量瘦猪肉、瘦牛肉、鸡肉（去皮），鱼、虾、贝类、蛋白等食物。

（五）低盐、无盐饮食

根据24h尿钠排出量、血钠、血压等指标来调整膳食中的钠摄入量，纠正水、钠潴留，达到维持机体水、电解质平衡的目的。低盐饮食：全日供钠2000mg左右，食盐用量约2g。无盐饮食：全日供钠1000mg左右。

1. 适用范围

低盐饮食主要适用中重度高血压、心脏病、急慢性肾炎、肝硬化腹水等患者；无盐饮食主要适用于水肿较重患者。

2. 饮食原则及用法

（1）低盐饮食，食盐量＜2g/d，不包括食物内自然存在的氯化钠；禁用腌制食品，如咸菜、腌肉、香肠、皮蛋等。

（2）无盐饮食，控制摄入食物含钠量＜500mg/d，烹调中不要使用食盐及酱油（1g盐=393mg钠，1g盐=5mL酱油）。

（3）烹调时为了提高色、香、味，可适量加糖醋、胡椒。

3. 食物选择

（1）禁用各种酱菜、酱豆腐、泡菜、咸菜、川冬菜、榨菜等；咸蛋、松花蛋、腌制的肉类，如酱肉、肉肠等；含盐较多的海米、虾皮。

（2）限制加碱的发面食品，如馒头、发面饼、加发酵粉制作的饼干、点心等。

（3）限制每100g含钠高于50mg的蔬菜，如油菜、茴香、芹菜、菠菜、蒿子秆等。

（六）少渣饮食

少渣饮食即低膳食纤维饮食。需选择含极少量膳食纤维易于消化的食物,减少膳食纤维对消化道的刺激。

1.适用范围

用于消化道溃疡、慢性肠炎、食管胃底静脉曲张、胃肠道手术后恢复期、伤寒病恢复期。

2.饮食原则与用法

饮食中尽可能减少摄入食物纤维,禁用坚硬、带碎骨的食物;不要食用含纤维高的蔬菜,一般蔬菜也要过滤做成菜泥。此种饮食缺乏维生素 C,需要适量进行补充。另外注意控制脂肪含量多及油炸食物的摄入。

3.食物选择

(1)选用含膳食纤维素少的瓜类、根茎类食物(如土豆、胡萝卜、冬瓜、西葫芦、茄子等)。多吃一些面点、各种粥类、蛋类、豆类、奶类,肉类选择嫩肉丝、肉末、肉丁、鱼丸、虾丸等。

(2)禁食含粗纤维的蔬菜,如绿叶菜、韭菜、芹菜、藕等;禁用粗粮、干果、干豆等。

（七）匀浆膳

匀浆膳是一种选用多种天然食物经捣碎器捣碎并搅拌制成的流质状态的膳食。匀浆膳应由多种天然食物混合,营养充分、平衡,蛋白质、脂肪、糖类之间比例合理,所含维生素和矿物质能满足人体所需。一般每毫升匀浆膳能量 1kcal 左右。

1. 匀浆膳制作方法

（1）将大米 100g、小米 100g 蒸成米饭;备各种肉泥（猪里脊肉、鸡胸脯肉、鱼肉）共 100g,余成丸子或蒸熟备用。

（2）木耳 2g 泡开、胡萝卜 100g 切碎蒸熟。

（3）水或牛奶 500mL 煮开。

（4）鸡蛋 1 个煮熟。

（5）绿叶菜 100 ~ 200g 洗净后切碎,开水煮 5 分钟（水不要加多）,不弃汤。

（6）将制熟后的食物混合,并加入盐 3g、香油 25mL,加温开水或菜汤至 1500mL,将食物粉碎或用豆浆机等捣碎混匀。

2. 注意事项

（1）根据患者身高、体重、年龄及以往的饮食习惯,咨询营养医师开具匀浆膳配方。

（2）一般制作 1 天的量，根据每天喂食次数分装 4～6 份，装入事先消毒过的容器中冷藏。

（3）每次食用前需用气锅蒸 20 分钟或微波炉加热 5 分钟。

三、试验饮食

试验饮食是指在特定的时间内，通过对饮食内容的调整来协助诊断疾病和确保实验检查结果正确性的一种饮食。

（一）胆囊 B 超检查饮食

1. 适用范围

用于需要进行 B 超检查有无胆囊、胆管、肝胆管疾病的患者。

2. 饮食原则及用法

（1）检查前 3 日禁食牛奶、豆制品、糖类等易于发酵产气的食品，检查前 1 日晚进食无脂肪、低蛋白、高糖类的清淡饮食，检查当日早餐禁食。

（2）若胆囊显影良好，还需要了解胆囊收缩功能，应在第一次 B 超检查后进食高脂肪餐（如高脂肪方便餐或油煎荷包蛋 2 个，脂肪含量 25～50g）；若效果不明显，可再等待 30～45 分钟后再次检查。

（二）葡萄糖耐量试验饮食

1. 适用范围

用于糖尿病患者的诊断。

2. 饮食原则及用法

试验前食用碳水化合物量 >300g 的饮食共 3 日，同时停用一切能升降血糖的药物，试验前晚餐后禁食（禁食 10～12 小时），直至次日晨采血后将葡萄糖 75g 溶于 300mL 水中顿服。糖餐后 0.5 小时、1 小时、2 小时和 3 小时分别采静脉血测定血糖。

（三）甲状腺[131]I 试验饮食

1. 适用范围

用于协助测定甲状腺功能。

2. 饮食原则及用法

试验期为 2 周，试验期间禁用含碘食物，如紫菜、海带、海蜇、海参、虾、鱼、加碘食盐等；禁用碘做局部消毒。2 周后作[131]I 功能测定。

（四）肌酐试验饮食

1. 适用范围

用于协助检查、测定肾小球的滤过功能。

2. 饮食原则及用法

试验期为 3 天，试验期间禁食肉类、禽类、鱼类、忌饮茶和咖啡，全日主食在 300g 以内，限制蛋白质的摄入（蛋白质供给量 < 40g/d），以排除外源性肌酐的影响；蔬菜、水果、植物油不限，热量不足可添加藕粉或含糖的点心等，第 3 天测内生肌酐清除率及血肌酐含量。

（五）尿浓缩功能试验饮食

1. 适用范围

用于检查肾小管的浓缩功能。

2. 饮食原则及用法

试验期为 1 天，控制全天饮食中的水分，总量在 500～600mL。可进食含水分少的食物，如馒头、面包、米饭、炒鸡蛋、土豆、豆腐干等，烹调时尽量不加水或少加水；避免食用过甜、过咸或含水量高的食物。

第六节 饮食照护

一、一般饮食照护

根据患者所需的饮食种类进行解释和指导，说明饮食照护的意义，明确可选用和不宜选用的食物及进餐次数等。饮食指导时应尽量符合患者的饮食习惯，用一些容易接受的食物代替限制的食物，使患者适应饮食习惯的改变，逐渐纠正其不良饮食。

（一）进食前照护

1. 进食环境准备

舒适的进食环境可使患者心情愉快，增进食欲。患者进食的环境应以清洁整齐、空气清新、氛围轻松为原则。

（1）整理床单位，饭前半小时开窗通风，去除不良气味，移去便器，收拾杂物，避免不良视觉。

（2）进食前暂停非紧急的照护操作。

（3）多人共同进餐可促进食欲，如条件及患者病情允许，可安排与他人共同进餐。

2. 患者准备

进食前患者身心舒适有利于其进食，在进食前，照护师要做好相应的准备工作。

（1）减少各种引起不舒适的因素。疼痛者于饭前半小时遵医嘱给予止疼剂；高热患者适时给予降温措施；敷料包扎固定过紧或过松者给予适当调整；因特定卧位引起疲劳时，应帮助患者更换姿势或在相应的部位给予局部按摩，减轻不适感。

（2）督促并协助患者洗手、漱口或做口腔护理，保障清洁的就餐卫生；对于焦虑、抑郁者给予心理疏导，如患者病情及条件允许，可让家人陪伴进餐。

（3）协助患者采取舒适的进食姿势，如患者病情允许，可协助其下床进食；不能下床者，协助取坐位或半坐位，放好餐桌，并擦拭干净；卧床者协助取侧卧位或仰卧位，头转向一侧，并给予适当支托，保持舒适与安全。将治疗巾或餐巾围于患者胸前，以保持衣服和被单的清洁，并使患者做好进食前准备。

（二）进食中照护

1. 分餐准备

洗净双手，将配备好的食物摆放在适宜进食的位置。

2. 鼓励进餐

（1）根据病情需要进食，在患者进食时给予鼓励与协助，适时给予督促。创造轻松愉快的进餐氛围，帮助患者纠正不良的饮食习惯及饮食行为。

（2）不能自主进食的患者，应给予喂食。喂食时不要催促，应根据患者的进食习惯、进食的次序与方法等耐心喂食；喂食的量及速度应按患者的需求而定，以便于其咀嚼和吞咽。进食的温度要适宜，防止烫伤。饭菜、固体和液体食物应轮流喂食。流质饮食者，可用吸管进食。

（3）双目失明或双眼被遮盖的患者，除了遵守上述喂食要求，还应在喂食前告知食物名称以增加兴趣，促进消化液分泌。如患者要求自己进食，可设置时钟平面图，按照平面图放置食物，6 点处放主食，12 点处放汤，9 点处和 3 点处放菜。告知患者摄取方法及各点位放置的食物名称，便于摄取食物。

3. 特殊情况的处理

（1）恶心、呕吐

如患者在进食过程中出现恶心，应暂停进食，可鼓励患者做呼吸放松。如发生呕吐，应及时给予帮助，将其头偏一侧，防止误吸；尽快清除呕吐物并及时更换被污染的衣物被褥等；及时开窗通风，去除异味，帮助患者漱口或给予口腔护理，去除口腔异味；询问患者是否愿意继续进食，对暂时不愿继续进食者，不要勉强，保存好剩下的食物，待其愿意进食时再协助进食；观察呕吐物的性质、颜色、量和气味等，做好记录，便于患者就医时提供资料。

（2）呛咳

告诉患者在进食过程中应细嚼慢咽，不要边进食边说话，以免发生呛咳。如发生呛咳，应帮助患者拍背，如异物进入喉部，应及时在腹部剑突下、肚脐上用手向上、向下推挤数次，使异物排出，防止发生窒息。

（三）进食后照护

1. 保持清洁

就餐完毕后及时撤去餐具，督促协助患者洗手、漱口或做口腔护理，整理床单位，以保持餐后的清洁和舒适。

2. 做好记录

餐后根据需要做好记录，包括进食种类、进食量、患者进食时和进食后的反应等，以了解患者的进食是否满足需求。

二、特殊饮食照护

对于病情较重、存在消化功能障碍、不能经口或不愿经口进食的患者，为保证营养素的摄取、消化、吸收，促进患者的康复，可根据不同的情况采用特殊的饮食照护，照护师需要掌握常见的特殊饮食照护，包括鼻饲饮食照护及进食能力训练。

（一）鼻饲饮食照护

1. 鼻饲法是将胃导管经鼻腔插入胃内，从管内注入流质食物、营养液、水分和药物的方法。

2. 鼻饲的目的是为患者提供食物营养液及服用药物，以维持不能经口进食的患者的营养和治疗的需要。不能经口进食的患者有以下几类：

（1）昏迷患者、偏瘫患者。

（2）上消化道肿瘤引起吞咽困难的患者；口腔疾患或口腔手术后的患者。

（3）不能张口的患者，如破伤风患者。

（4）其他患者，如病情危重者、拒绝进食者等。

3．鼻饲法操作

（1）准备50mL注射器、干净毛巾或垫巾、胶布、小夹子或橡皮圈、别针、手电筒、听诊器、温流食、温开水适量。

（2）患者取坐位或半坐位，回抽胃液，判断胃管是否在胃内，同时观察患者的消化情况。

（3）取50mL注射器抽吸20~30mL温开水，连接胃管注入，再抽取定量的鼻饲饮食缓慢注入，注入后以小夹子或橡皮圈夹闭胃管外口。

（4）鼻饲完饮食后，抽吸温开水20~30mL注入胃管，冲洗胃管的管腔。

（5）清洗鼻饲用物。

4．鼻饲注意事项

（1）每次鼻饲前应进行沟通，鼻饲全程应观察患者的反应。

（2）每次鼻饲操作时动作应轻稳，以防损伤鼻腔及食管黏膜。

（3）每次喂食前应判断胃管确实在胃内，方可注入食物。确认胃管在胃内的方法有：在胃管末端连接注射器抽吸，能抽出胃内容物；置听诊器于胃部，快速经胃管注入10mL空气，可听到气过水声。鼻饲过程中，如出现呛咳等，要立即停止注食。

（4）注食前抽吸少许胃内容物，如抽出未消化的食物，需延长喂养间隔。每次鼻饲量不超过200mL，间隔时间不少于2h，新鲜果汁和奶液应分别注入，防止产生凝块；每次鼻饲饮食后需注入少量温开水，防止堵管。

（5）鼻饲过程中应做到"三避免"。每次注入后及时夹闭胃管外口，避免灌入空气造成腹胀；应缓慢注入，避免灌入速度过快；避免鼻饲液过热或过冷，防止烫伤黏膜和胃部不适。

（6）长期留置胃管者，应注意观察并记录胃管置入的深度，固定胃管的鼻贴松脱或沾染污迹应及时更换，以免胃管进入过深或脱出（正常成人胃管置入深度为45~55cm）。

（7）长期鼻饲者应每日进行口腔护理，保持口腔清洁，避免感染。

（8）按照胃管使用时限要求定期更换胃管；更换时如条件容许，可做好更换计划，在前一日晚餐后拔出，次日晨早餐前置入。

（二）进食能力训练

患者可能因疾病暂时以鼻胃管补充养分，根据患者的病情改善后拔出，但是有一部分长期留置胃管的患者在成功经口进食前，需要训练吞咽食物的能力，但是为了避免误吸，训练进食需掌握时机与训练方法。

1．训练进食的时机

患者对语言刺激有反应，用棉签蘸水让其吞咽，无咳嗽发生方可开始训练。

2．用物准备

围嘴、毛巾、装食物的容器及小汤匙。

3．食物宜采用少量豆腐脑、蛋羹等食物开始训练，循序渐进，成功后方可采用一般软食或液体食物。

4．步骤

（1）维持进食环境安静，将注意力集中在进食上。

（2）协助靠起至 60°～90°，枕头放在头后，毛巾置于脸颊下，维持舒适的进食姿势。

（3）让患者亲眼看见食物，以增加食欲，促进消化液的分泌。

（4）开始喂食，以口令重复动作，喂一小口食物，并让其进行两次吞咽，口令："打开您的嘴巴，尝一尝，用舌头将食物举至上腭，缩下巴吞咽下去。"其间可用手协助进行（吞咽无问题的可省去此步骤）。

（5）食物应准确放入其口内，并确定患者已咀嚼吞入后才可进行下一次喂食。

（6）记录吞咽情形、进食的量及种类，以及特别情形的发生。

5．注意事项

（1）喂食要缓慢，每次送入口中的食物分量适中，并注意将食物放入患者的健侧口中。

（2）软质食物喂食一段时间后，方可喂食液体食物。

（3）初次喂食发生咳嗽时，应立即停止喂食，让患者休息至少 30 分钟后再试，若屡次发生，则需延迟一段时间再试。

（4）喂食后需采取坐姿休息 30 分钟，方可平躺，以防食物逆流。

（5）训练期间仍应有鼻胃管留置或其他营养摄入形式，以补充不足的水分及营养。

第二章
各类人群的营养与膳食

第一节　婴幼儿营养与膳食

　　婴幼儿处于迅速生长发育时期，新陈代谢快，但各器官的发育不完善，功能不成熟，若喂养不慎易引起消化功能紊乱和营养缺乏，加之其免疫功能低下，防御机制差，易感染急性传染病、发生食物过敏甚至中毒。因此，合理的营养对婴幼儿的身体和智力发育起着至关重要的作用。

一、0～6 月龄婴儿

　　母乳是首选喂养方式。母乳温度适宜，营养均衡全面，易消化吸收；母乳中富含免疫物质，可提高新生儿的免疫力；同时，母乳喂养也利于增进母婴感情。

（一）喂养指导

　　1. 产后开奶

　　提倡"三早"，即早接触、早吸吮、早开奶。一般情况下，若分娩的母亲和新生儿一切正常，0.5～2 小时就可以开奶。

　　（1）按需喂养，每次应尽量让婴儿吸奶到满足为止，没有严格的时间间隔和次数限制，一般开始 1～2 小时喂 1 次，以后 2～3 小时喂 1 次，逐渐延长至 3～4 小时 1 次，大部分母乳分泌的乳汁会多于婴儿需求。

　　（2）如果母亲在分娩过程中疲劳或者体质虚弱，可适当推迟哺乳，先给婴儿喂

5% 葡萄糖液或淡糖水，每次 30mL，以免婴儿发生低血糖。

2. 混合喂养

不能纯母乳喂养时，可选择 0～6 月龄的婴儿配方奶粉，不宜用普通液态奶、成人奶粉、蛋白粉、豆奶粉等喂养。

婴儿出现以下症状时，可能提示母乳不足，不能满足生长发育需要，需要混合喂养。

（1）出生 5 天后 24 小时内小便次数少于 6 次。

（2）出生 5 天后一天不到一次大便。

（3）大便次数较多，但量较少。

（4）吃奶时用力，听不到规律、连续的吞咽声。

（5）突然放弃奶头，大声啼哭。

（6）每周体重增长不足 125g，或满月时体重增长不足 500g。

3. 母乳喂养不需喂水，人工喂养应常喂水，人工喂养的婴儿在每两次奶之间适量喂水 20～30mL。母乳喂养的婴儿出现发热、大汗、腹泻、便秘、口唇发干情况需要及时给予婴儿喂水。

4. 维生素 D 的补充

人乳中维生素 D 含量较低，适宜的阳光可促进维生素 D 的合成；也可适当补充富含维生素 D 的制剂，如维生素 AD、鱼肝油制剂。

（二）母乳异常

1. 母亲患病服药时根据药物的种类决定能否哺乳，如果选用的药物对婴儿无害（以医生医嘱为准）可继续哺乳。

2. 严重乳腺炎、乳头皲裂严重时，可停止患侧乳房的哺乳，健侧仍可继续哺乳。停止哺乳期间，用吸奶器定时吸出患侧乳汁，保持乳房持续泌乳功能，病情缓解后立即恢复哺乳，以免乳汁淤积加重乳腺炎症。

二、0～6 个月早产儿

不满 37 足周出生的婴儿为早产儿，大多数早产儿出生后需要在新生儿科住院观察治疗，在住院期间，医生会根据新生儿的不同情况，给予适宜的喂养方式，帮助新生儿维持身体营养与代谢的平衡，达到生长发育的需求。

（一）喂养指导

1. 首选母乳喂养

早产儿住院期间，应尽量坚持母乳喂养，如果早产儿出生胎龄小、体重不足

2000g，需要添加母乳强化剂至少至足月。出院回家后需尽早恢复母乳喂养，添加母乳强化剂喂养的婴儿，遵医嘱逐渐减量或停用母乳强化剂。

2. 早产儿配方奶

出生体重不足 2000g 的新生儿，或母亲不具备母乳喂养条件、母乳喂养时体重增加不满意的，可选择合适的早产儿配方奶。配方奶中含有免疫活性物质、多种维生素、矿物质，可使蛋白质、糖类、脂肪等易于消化吸收，提高热量摄入。

3. 婴儿配方奶

适用于 34 周以上、出生体重 2000g 以上、无严重并发症、无营养不良等高危因素、对于出院后体重增长满意的早产儿，可作为母乳不足的补充或不具备母乳喂养条件时人工喂养使用。

4. 按需喂养

每天 8～12 次，每次喂奶量应根据婴儿需求决定，随着孩子逐渐长大，每次吃奶量会增加，吃奶次数逐渐减少，一般 1～3 个月的婴儿，每天为 6～8 次，4～6 个月的婴儿每天喂 5～6 次。

5. 添加辅食

早产儿添加辅食的时间与生长发育水平有关。胎龄小的婴儿添加辅食的时间较晚。一般在矫正月龄 4～6 个月期间添加辅食，不宜早于矫正月龄 4 个月，也不宜晚于矫正月龄 6 个月，辅食添加顺序与正常足月儿相同。

（二）预防性疾病

1. 维生素 D 缺乏性佝偻病

早产儿出生后，每天补充 800～1000IU（国际单位）的维生素 D，3 个月后减少到每天 400～500IU，直至 2 岁。该补充量包括日光照射、食物摄取量、维生素 D 剂的总含量，若婴儿每日所进食的钙含量未达到 300mg，才需补充钙剂。

2. 缺铁性贫血

早产儿铁储备低，易发生贫血。从出生后 2 周开始补充铁剂直至 1 岁，剂量为母乳喂养儿每天每千克体重为 2mg、配方奶喂养儿每天每千克体重为 1mg。

三、6～12 月龄婴儿

母乳喂养的同时开始添加辅食。婴幼儿在 4～6 个月后，体内储存的铁已经消耗殆尽，需及时添加辅食，预防缺铁性贫血。

（一）喂养指导

1. 母乳或配方奶粉喂养为主

建议每天应供给 600～800mL 的奶量。

2. 辅食添加的原则

由少到多，由稀到稠，由液体、半固体到固体食物，循序渐进增加辅食种类。添加辅食的顺序：首先添加谷类食物（如婴儿阶段专用的含铁米粉），其次添加蔬菜汁、水果汁，然后添加蔬菜泥、水果泥，最后添加动物性食物。其中，动物性食物添加顺序是：蛋黄泥、鱼泥（剔净骨、刺）、全蛋（如蒸蛋羹）、肝泥、肉泥。过早吃肉会增加消化系统负担，因此不要过早添加肉类辅食。

3. 辅食制作要求

制作辅食时尽可能少糖、不加盐、不加调味品，可添加少量食用油，尽量保持食物原有的口味。

4. 辅食进食方式

用小勺给婴儿喂食，逐渐让婴儿自己进食，允许婴儿用手抓握食物吃，鼓励婴儿自己用勺进食，培养良好的进食行为。

5. 定期监测婴儿生长发育状况。

（二）辅食举例

【鸡肝米糊】

鸡肝米糊如图 2 - 1 所示。

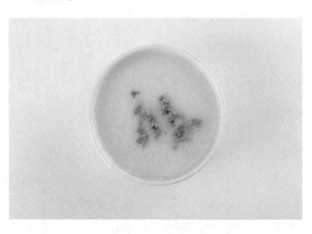

图 2 - 1 鸡肝米糊

［食材］婴儿营养米粉少许，鸡肝一小块，适量温开水。

［制作方法］将鸡肝洗净，用清水浸泡一小时，再换水浸泡一小时，反复 3 次即可。将血水沥干，切成薄片，放入开水中焯熟后晾干，放入搅拌机中打碎成泥备用。准备温度适宜的温开水混合婴儿营养米粉，搅拌均匀呈米糊状；将打碎的鸡肝泥放入到米糊中，搅拌均匀，放置稍凉一些即可给婴儿喂食。

【原汤鸡蛋面】

原汤鸡蛋面如图 2-2 所示。

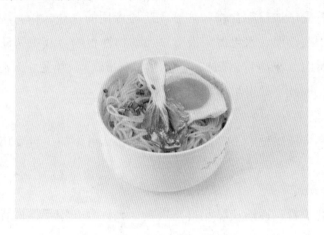

图 2-2　原汤鸡蛋面

［食材］婴儿小面条少许、鸡蛋、排骨高汤适量。

［制作方法］将高汤煮沸，加入鸡蛋，不要搅动，在鸡蛋表面发白之后，用勺子轻轻推动，以防粘锅底；在煮荷包蛋的过程中，加入小面条，与鸡蛋一起同煮，面条煮软糯，即可关火，也可配以适量的蔬菜，晾凉之后即可食用。

四、1~3 岁幼儿

幼儿处于生长发育的旺盛期，饮食要多样化，以食物为主，配合每日饮奶。

（一）饮食营养指导

（1）幼儿的主要食物逐渐变为粮谷类食物和奶类。如奶量充足，可在添加食物的同时坚持母乳喂养至 2 岁；无母乳喂养或已断奶者，应在添加食物同时每日给予不少于 350mL 的幼儿配方奶粉；当幼儿满 2 岁时，可逐渐停止母乳喂养，换成幼儿配方奶粉或其他乳制品。

（2）根据幼儿牙齿发育情况，烹调时将食物切碎煮烂，食用软的食物，种类需丰富，数量递增。鱼、蛋、禽、瘦肉、豆类可提供丰富的优质蛋白，同时也是维生素 A、维生素 D、B 族维生素和大多数微量元素的主要来源。蔬菜、水果是维生素 C、胡萝卜素的唯一来源，也是维生素 B_2、无机盐和膳食纤维的重要来源，可促进幼儿胃肠蠕动，防治便秘。

（3）调味品应少吃，油、糖、盐等调味品及零食少吃。

（4）13～15 个月的幼儿每天可进食 5 次，除 3 次正餐外，可在上、下午各加餐一次。加餐时间在两餐之间，不可过多，以免影响正餐。

（5）每天足量饮水，少喝含糖高的饮料。1～3 岁幼儿每日每千克体重约需水 125mL，全日总需水量为 1250～2000mL。除了来自食物中的水分，还有 600～1000mL 水需要通过直接饮水来满足。

（6）评估幼儿生长发育状况，每 2～3 个月监测 1 次身高和体重，合理调整饮食，避免消瘦或肥胖。

（二）食谱举例

【食谱一】

早餐：牛奶葡萄干发糕 25g、母乳或配方奶 200mL。

早点：苹果、鸡蛋饼。

午餐：蒸南瓜、烩蟹黄豆腐、菠菜鹌鹑蛋汤、米饭。

午点：大米绿豆稀粥。

晚餐：馄饨 50g（猪肉、大葱）。

晚点：母乳或配方奶 200mL。

【食谱二】

早餐：碎菜粥、枣泥发糕。

早点：橘子 50g。

午餐：肉末茄子、山药排骨汤、什锦饭 50g。

午点：香葱鸡蛋饼、哈密瓜。

晚餐：时蔬鸡汤面。

【食谱三】

早餐：小米粥、鸡蛋。

早点：蛋糕。

午餐：糖醋排骨、清炒莴笋、丝瓜蛋汤、米饭。

午点：圣女果。

晚餐：番茄牛肉面。

【食谱四】

早餐：虾仁蒸蛋、芝麻糊。

早点：蒸红薯。

午餐：玉米三丁、番茄牛肉汤、米饭。

午点：火龙果。

晚餐：小米粥、土豆烧肉。

（三）常用食疗举例

1．幼儿腹泻食疗方案

【小米粥】

小米煮成浓汤，取上层浓粥（图2－3）。

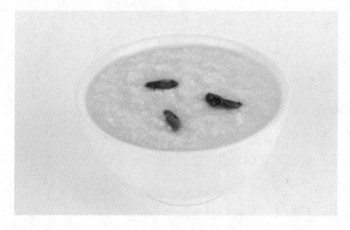

图2－3　小米粥

【炒米汤】

先将大米炒至焦黄，然后煮成浓粥（图2－4）。

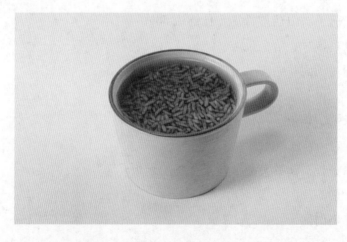

图2－4　炒米汤

【姜丝红糖粥】

大米30g，姜丝5g，煮成粥后加适量红糖（图2-5）。

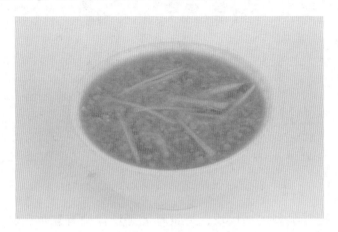

图2-5 姜丝红糖粥

2. 幼儿咳嗽食疗方案

【百合粥】

百合粥（图2-6）。

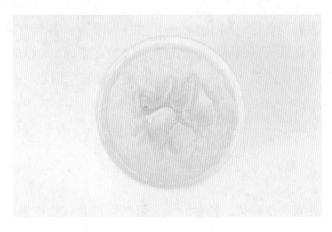

图2-6 百合粥

［食材］粳米100g，百合30g，白糖适量。

［制作方法］将百合、粳米淘洗干净，一起放入锅内，加适量水，文火煮成粥，加入适量白糖即成。

【银耳雪梨羹】

银耳雪梨羹（图2-7）。

［食材］银耳100g，雪梨200g，枸杞10g，冰糖适量。

［制作方法］银耳泡发后，撕成小块，放入锅中，倒入足量凉水，大火烧开后转

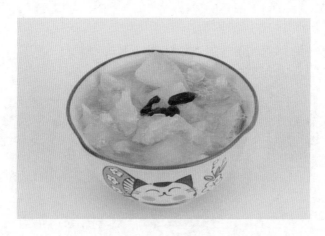

图 2-7　银耳雪梨羹

小火炖 40 分钟。把雪梨去皮切成块，待银耳炖到汤汁稍有黏稠，倒入梨块，继续炖 15 分钟；开盖放入枸杞和冰糖，继续加盖炖 5 分钟即可。

第二节　儿童营养与膳食

儿童期是生长发育的关键时期，年龄跨度在 3～12 岁，各器官系统持续发育并逐渐成熟，需从食物中获取大量营养素以满足生长发育的需求。如何选择适合不同年龄阶段儿童营养需要的食物及营养方式，是儿童保健中的重要问题。

一、饮食营养指导

（一）食物多样，谷类为主

谷类食物可为儿童提供糖类、膳食纤维、蛋白质和 B 族维生素，要注意粗细粮的合理搭配。

（二）保证蛋白质的摄入量

每日蛋白质供给量应为 35～40g。主要来源为肉、鱼、蛋、豆类及各种谷类。奶类、大豆及豆制品中含有丰富的优质蛋白质，学龄前儿童应坚持每日饮奶，常吃大豆及其制品。

（三）合理安排脂肪及糖类的摄入量

避免儿童生长过瘦或肥胖。脂肪每日供给量应为 30～40g，主要来源于动植物油、蛋黄、乳类、鱼类和肉类；糖类每日摄入量应为 140～170g，主要来源于谷类、豆类、蔬菜、水果。

（四）适当补充微量元素

钙是儿童骨骼和牙齿生长的主要原料，每日应给予 600mg，其中奶类、蛋类、鱼类、豆类及蔬菜中含钙量较高；铁是人体造血的主要原料，每日应给予 10mg，主要从动物肝脏、瘦肉、蛋黄、豆类及绿叶菜中摄取；锌可以增进食欲，促进儿童生长发育，每日应给予 10mg，其在动物内脏、香蕉、花生及豆类中含量较高；碘与儿童智能发展和体格发育密切相关，每日应给予 70ug，碘在各类海产品中含量较丰富，食用碘盐也是补碘的便捷办法。

（五）多吃新鲜蔬菜和水果

应鼓励儿童多吃新鲜水果及新鲜绿叶和黄红色蔬菜，保证维生素的供给。因蔬菜和水果所含营养成分并不完全相同，故不可相互替代。

（六）儿童饮食宜清淡少盐

儿童饮食宜清淡少盐，避免添加辛辣等刺激性物质和调味品。学龄前儿童应以一日"三餐两点"制为宜，三餐定时定量，食物种类多样，能量比例适宜。两餐之间间隔 4～6 小时。

（七）多饮水，少喝高糖饮料

儿童新陈代谢旺盛，活动量多，注意补充水分，建议每日饮水量 1000～1500mL，应以白开水为主。

（八）注意食品安全

注意用餐卫生，幼儿园用餐提倡分餐制，不喝生牛奶和未煮熟的豆浆，不吃生鸡蛋和未熟的肉制加工食品。

二、食谱举例

儿童期年龄跨度较大，食谱按照学龄前儿童和学龄儿童分别举例。

（一）学龄前儿童食谱

【食谱一】

早餐：馒头（30g），煮鸡蛋（鸡蛋50g），江米小枣粥（江米20g、枣3g），小西红柿（30g）。

早点：牛奶（200mL）。

午餐：米饭（55g），番茄肉片（猪肉30g、黄瓜40g、胡萝卜10g、番茄5g），鲜蘑豆腐（鲜蘑菇10g、豆腐30g、油菜20g），虾仁小白菜汤（虾仁1g、小白菜5g）。

午点：香蕉（100g），松子仁（10g），橘皮冰糖水（200g）。

晚餐：肉饼（面粉60g、猪肉40g、大葱15g），拌小菜（白菜花15g、绿菜花15g），二米粥（江米15g、黑米10g、糖5g）。

【食谱二】

早餐：鸡蛋饼（面粉10g、鸡蛋50g），菠菜疙瘩汤（面粉10g、菠菜10g、香菜2g）。

早点：牛奶（200mL）。

午餐：羊肉水饺（面粉60g、羊肉35g、胡萝卜10g、西葫芦70g、豆腐干10g），老玉米（80g），饺子原汤。

午点：芦柑（100g），桃酥（10g），冰糖煮梨水（200g）。

晚餐：什锦炒饭（大米50g、豌豆10g、豆腐干10g、胡萝卜20g、火腿肠25g、鸡蛋25g、黄瓜20g），绿豆糕（30g），鲜贝香菜汤（鲜贝1g、香菜1g）。

【食谱三】

早餐：面包夹香肠（面包30g、香肠50g），西红柿面片汤（面片10g、鸡蛋25g），梨（20g）。

早点：牛奶200mL。

午餐：米饭（55g），红烧带鱼（带鱼60g），西红柿炒鸡蛋（西红柿50g、鸡蛋30g），豆腐条蛋汤（豆腐5g、鸡蛋50g）。

午点：苹果（100g），芝麻糖（10g），百合冰糖水（200g）。

晚餐：炒饼（烙饼60g、猪肉30g、胡萝卜15g、圆白菜40g、豆腐干10g），玉米羹（玉米5g、鸡蛋50g、青豆5g）。

【食谱四】

早餐：麻酱火烧（50g），酱牛肉（50g），玉米面粥（玉米面15g），苹果（20g）。

早点：牛奶200mL。

午餐：猪肉茴香包（面粉50g、猪肉30g、茴香50g），素鸡（10g），红小豆枣粥

（红小豆 5g、大米 15g、小枣 5g）。

午点：哈密瓜（100g），大榛子（10g），白萝卜冰糖水（200g）。

晚餐：二米饭（大米 30g、小米 25g），叉烧排骨（排骨 60g），鸡蛋炒莴笋（鸡蛋 50g、莴笋 70g、胡萝卜 10g、豆腐干 10g），虾皮菠菜汤（虾皮 1g、菠菜 5g）。

【食谱五】

早餐：豆沙包（50g），煮鸡蛋（50g），大米粥（15g），腐竹拌芹菜（30g）。

早点：牛奶 200mL。

午餐：米饭（55g），油焖大虾（大虾 50g、黄瓜 50g、胡萝卜 10g、青豆 5g），鸡蛋炒油菜（鸡蛋 15g、油菜 30g），番茄蛋黄汤（番茄、鸡蛋各 3g）。

午点：梨（100g），山楂片（10g），银耳冰糖水（200g）。

晚餐：什锦发糕（面粉 30g、玉米面 20g、果脯 20g），红烧鸡翅中（鸡翅中 50g），粉丝炒洋白菜（粉丝 5g、圆白菜 60g、胡萝卜 10g、黑木耳 1g、肉末 10g），黄瓜丝蛋汤（黄瓜 5g、鸡蛋 50g）。

（二）学龄儿童食谱

【食谱一】

早餐：肉末菜粥，豆沙包子一个。

午餐：三丝炸酱面。

加餐：苹果。

晚餐：青菜豆腐汤，木耳西葫芦，红烧黄花鱼，炒饼。

【食谱二】

早餐：豆浆，提子蛋糕卷。

午餐：青椒牛肉丝，西红柿炒鸡蛋，丝瓜汤，二米饭。

加餐：酸奶。

晚餐：紫菜蛋花汤，素炒花椰菜，可乐鸡翅，红枣米饭。

【食谱三】

早餐：牛奶，生菜火腿三明治。

午餐：西红柿金针菇汤，时蔬蛋炒饭。

加餐：橘子。

晚餐：海带豆腐汤，口蘑炒芦笋，酱爆鱿鱼圈，扬州炒饭。

【食谱四】

早餐：酸奶，生菜火腿三明治。

午餐：冬瓜虾皮汤，蒜薹肉丝，家常豆腐，藜麦米饭。

加餐：哈密瓜。

晚餐：小白菜干贝汤，藕片荷兰豆，清蒸多宝鱼，芝麻米饭。

【食谱五】

早餐：豆奶，鲜肉小笼包。

午餐：黄瓜鸡蛋汤，彩椒圆白菜，菠萝鸡丁，红豆米饭。

加餐：蜜柚。

晚餐：酸菜笋丝汤，草菇豌豆苗，红烧大虾，藜麦米饭。

三、食疗举例

（一）健脑益智食疗

1. 有助于儿童健脑益智的食品

坚果类、香蕉、葡萄、豆类、黄花菜、海藻类、鱼虾类。

2. 健脑益智的食谱举例

【香滑核桃糊】

香滑核桃糊（图2-8）。

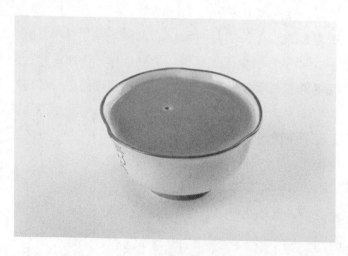

图2-8　香滑核桃糊

[食材] 核桃仁200g，米1汤匙，砂糖适量，油适量，水3杯。

[制作方法] 先将核桃仁用水洗净，用纸将水分充分吸干后，放入油锅中炸至金黄色，捞出备用。再将米洗净，将米、核桃仁及清水两杯放入搅拌机中磨成浓浆。将1杯水煮沸，加入核桃浆及适量砂糖，用慢火煮沸即可食用。

【五色豆糖水】

［食材］绿豆、黄豆、红豆、黑豆、扁豆各2两，陈皮1块，冰糖适量。

［制作方法］陈皮泡软，将陈皮瓤刮去、洗净备用。五色豆洗净，将五色豆和陈皮一起放入炖煲中，注入适量水，用大火煮沸后改小火煲90分钟，加入冰糖。再煲10分钟即可。

（二）补钙食疗

1. 有助于儿童补钙的食品

海产品（鱼粉、鱼松），豆类（豆腐、黄豆），乳类（全脂奶粉、羊奶），干果类（榛子），蔬菜类（芹菜、荠菜）。

2. 增加钙质的食谱

【虾皮油菜炒香干】

［食材与制作方法］香干2块切丝，准备虾皮50g，油菜250g，熘炒即可。

【猪骨黄豆粥】

［食材］猪排骨150g，大米100g，黄豆50g，盐、葱、姜、味精适量。

［制作方法］将黄豆洗净，冷水泡发，入砂锅先煮沸后，文火中煨1小时；将猪排骨洗净切成块状，放入锅中，同煮数分钟后，再加入大米煨至排骨黄豆烂熟即可。

（三）补铁食疗

1. 有助于儿童补铁的食品

芹菜、小白菜、菠菜、紫菜、海带、蘑菇、葡萄、山楂、红枣、猪肝、猪血、瘦肉、牛肉等。

2. 防治缺铁性贫血的食谱

【羊脂红枣】

［食材］羊脂250g、红枣250g、醪糟250mL。

［制作方法］红枣放入水中煮软、去水，加入羊脂、醪糟，煮沸后晾凉。红枣和酒液倒入玻璃容器内，密封储存7天后即可。

【猪肝荠菜汤】

［食材］猪肝100g、荠菜200g。

［制作方法］猪肝切片，荠菜去根洗净切段，一同加入沸水中煮，加少许盐、姜，至肝熟后即可食用。

【桂圆莲子粥】

桂圆莲子粥（图2-9）。

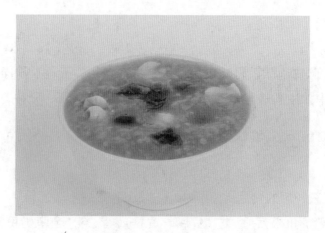

图 2 - 9　桂圆莲子粥

［食材与制作方法］莲子带心磨粉，加桂圆肉、冰糖，煮粥食用。

第三节　青少年营养与膳食

青少年年龄跨度从 12～18 岁，包括青春发育期及少年期。青春期生长速度快，活动量大，学习负担重，而且随着第二性征逐步出现，对能量和营养素的需求都超过成年人，摄入充足的营养可以保证其体格和智力的正常发育。

一、饮食营养指导

（1）青少年生长发育快，活动量大，故对热能的需要量较多，每天热量需供给2800kcal 左右。

（2）青少年蛋白质的需要量比成年人多，每天应给予 80～90g。多吃一些动物性蛋白，如蛋类、乳类、瘦肉类及动物肝脏。为避免胃肠负担加重，可将其分配至三餐中。

（3）维生素利于生长发育，可提高免疫力。维生素 C 可增加膳食中的消化吸收率，青少年应多吃新鲜的蔬菜水果，每天摄取新鲜蔬果 500g 左右。

（4）钙和磷是构成骨骼和牙齿的主要原料，随着身体的增长，需要量逐渐增加。女性月经来潮后，易出现生理性铁丢失，发生贫血，造成身体抵抗力、体力和学习能力的下降，因此饮食中要增加含铁丰富的食物。碘是甲状腺素的重要成分，青少年如果食碘不足，就会出现身材矮小、智力迟钝，饮食中可增加含碘丰富的海产品。

（5）合理增加营养及饮食多样化对青少年健康成长及学习有着很重要的意义。一日三餐应按时定量，保证吃好早餐，避免盲目节食，应多吃新鲜蔬果、坚果类食品和海带、紫菜等海产品，每周选择食用木耳、香菇等菌、藻类食物。

二、食谱举例

【食谱一】

早餐：牛奶 250mL，面包（面粉 200g），煮鸡蛋 50g。

午餐：米饭（粳米 200g），蘑菇炒肉片（鲜蘑菇 50g、猪肉 50g），炒青菜（青菜 200g）。

晚餐：金银卷（面粉 100g、玉米粉 100g），清蒸鲜鱼（各种鲜鱼 150g），蒜茸茼蒿（茼蒿 150g），青菜虾米汤（青菜 50g、虾米 2g）。

加餐：时令水果。

【食谱二】

早餐：小米粥（小米 100g），牛奶 250mL，荷包蛋（鸡蛋 50g）。

午餐：米饭（粳米 150g），鱼香三丝（猪瘦肉 50g、胡萝卜 50g、土豆 100g），香菇炒青菜（绿叶菜 200g、香菇 50g）、炝花菜（花菜 50g）。

晚餐：馒头（面粉 150g），百合虾（虾仁 50g、胡萝卜 25g、柿子椒 25g），牛肉菜汤（卷心菜 50g、豆腐干 50g、胡萝卜 50g、土豆 50g、牛肉 50g、番茄 50g）。

加餐：时令水果。

【食谱三】

早餐：牛奶 250mL，鸡蛋发糕（面粉 150g、鸡蛋 50g、白糖 25g）。

午餐：米饭（粳米 150g），蒜苗炒蛋（蒜苗 100g、鸡蛋 50g），西芹牛柳（牛瘦肉 50g、芹菜茎 100g），菠菜粉丝汤。

晚餐：黑米粥（粳米 40g、黑米 10g），馒头（面粉 150g），炒猪肝（猪肝 50g、豌豆苗 50g），芸豆炖土豆（猪瘦肉 25g、芸豆 100g、土豆 50g）。

加餐：时令水果。

【食谱四】

早餐：粳米发糕（面粉 150g），牛奶 250mL，皮蛋拌豆腐（无铅松花蛋 50g、内酯豆腐 50g）。

午餐：米饭（粳米 150g），木须肉（猪瘦肉丝 30g、鸡蛋 50g、木耳 20g），酱焖茄子（猪瘦肉 30g、茄子 150g），绿豆汤（绿豆 150g、冰糖适量）。

晚餐：肉菜包子（面粉 150g、猪瘦肉 50g、海菜 150g），紫菜鸡蛋汤（鸡蛋 50g、紫菜少量）。

加餐：时令水果。

【食谱五】

早餐：虾肉馄饨（虾仁 50g、菜 100g、面粉 100g），牛奶 250mL。

午餐：米饭（粳米 150g），虾仁豆腐（内酯豆腐 100g、虾仁 50g），炒青菜（新鲜蔬菜 150g），虾米萝卜丝汤（萝卜 50g、虾米 2g）。

晚餐：黑米馒头（黑米面粉 150g），糖醋排骨（排骨 300g），海蛎子炖豆腐（海蛎子 100g、豆腐 100g），银耳蛋花汤（鸡蛋 50g、银耳 100g）。

加餐：时令水果。

三、食疗举例

【苋菜鱼肉饭】

［食材］大米 50g，蒸熟的鱼肉 20g，苋菜 10g，盐适量。

［制作方法］将大米淘洗干净，清水浸泡 1 小时；鱼肉搅碎，待用；苋菜洗净，放入滚水中焯软捞起，苋菜蒸煮时间不宜过久，沥干水分切细丝；开火将大米煮沸，改小火慢煮成浓糊状的烂饭，放入苋菜丝搅匀煮黏稠，再放鱼肉、搅拌。加入盐调味即可。

【大虾萝卜汤】

大虾萝卜汤（图 2-10）。

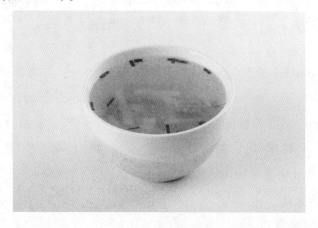

图 2-10　大虾萝卜汤

［食材］大虾 50g，白萝卜 100g，油、醋、姜丝、葱花、盐、胡椒粉各适量。

［制作方法］处理大虾；萝卜洗净，切成丝；炒锅烧热，加入油适量，烧热后，加入葱花炒香后，加入大虾，翻炒几下；炒锅中加入适量水和萝卜丝，八成熟时，加入各种调味品烧开即可。

【胡萝卜豆腐丸子】

［食材］胡萝卜250g，豆腐250g，盐、姜、葱、水淀粉各适量。

［制作方法］将胡萝卜洗净，剁成菜泥，与等量的豆腐搅拌均匀；再加上盐、葱末、姜，水淀粉，拌匀后制成小丸子；放入油锅炸熟后便可食用。

【芝麻核桃乳蜜饮】

芝麻核桃乳蜜饮（图2-11）。

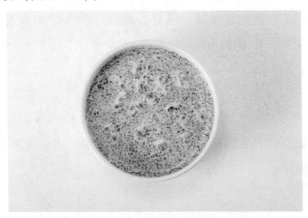

图2-11 芝麻核桃乳蜜饮

［食材与制作方法］核桃肉微炒捣烂，黑芝麻炒香研磨成末，分别储存瓶内。每日各取1匙，冲入牛奶或豆浆中，并加入蜂蜜1匙调服（滋补肝肾、明目润燥，益于近视眼和眼干）。

【核桃枣枸杞鸡蛋羹】

核桃枣枸杞鸡蛋羹（图2-12）。

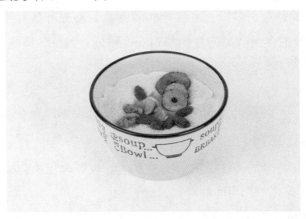

图2-12 核桃枣枸杞鸡蛋羹

［食材与制作方法］核桃仁300g，枸杞子150g，红枣去核250g，鲜猪肝200g切碎，一同放瓷盆中加入少许水，隔水炖半小时，凉后放冰箱内储存。每日取2~3匙，

打入 2 个鸡蛋，加糖适量蒸为羹（益肾补肝、养血明目，益于近视、视力减退者）。

第四节　孕产妇营养与膳食

妊娠期妇女体内基础代谢增强，随着胎儿智力和体格发育的不断变化，不同时期的孕妇营养需求不同。合理调整孕期的营养，对促进胎儿的正常发育，预防胎儿低体重、贫血、畸形、智力发育不全等具有重要作用。

一、孕早期

孕早期常有妊娠反应，为保证胚胎发育和孕妇生理变化的需求，应合理调配膳食，保证热量和营养素的供给。

（一）饮食营养指导

（1）膳食清淡适口。可根据孕妇喜好适宜安排清淡适口的食物，包括各种新鲜蔬菜和水果、大豆制品、鱼、禽、蛋以及各种谷类制品。

（2）少食多餐。根据孕妇食欲和妊娠反应的轻重，采取少食多餐的方式。可口服少量 B 族维生素以缓解症状降低妊娠反应。

（3）保证摄入足量富含糖类的食物，保证每天至少摄入 150g 糖类（约合谷类 200g）。

（4）注意叶酸的补充，多摄入富含叶酸的食物，补充叶酸 0.4mg/d，从备孕期至整个孕期。多摄取叶酸含量较高的食物如鸡肝、鸭蛋、黄豆、核桃、花生等。

（5）戒烟戒酒。

（二）食谱举例

1. 孕早期夏季食谱举例

早餐：米饭 180g，海带汤（海带 5g、大葱 5g），煎荷包蛋 50g，清炒卷心菜 30g，西红柿炒鸡蛋 60g，凉拌黄瓜 30g 。

早点：牛奶 200mL，西瓜 200g。

午餐：拌面（面条 120g、蛋 25g、油 3g、黄瓜 30g、火腿肉 30g、青刀豆 20g、生姜 5g、麻油 3g、砂糖 5g）。

午点：蛋糕 50g，牛奶 100mL。

晚餐：米饭 200g，清蒸鱼 100g，素炒胡萝卜 50g，南瓜羹 140g，紫菜汤（紫菜 1g）。

2. 孕早期冬季食谱举例

早餐：馒头或面包 100g，炒鸡蛋 50g，凉拌蔬菜一盘（香菜 1g、卷心菜 30g、莴苣 30g、橘子 20g、油 10g、黄瓜 20g、西红柿 50g），牛奶 200mL 加砂糖 10g。

早点：橘子 100g，苏打饼干 20g。

午餐：炒米饭（米饭 200g、猪肉 60g、葱 30g、青豌豆 10g、胡萝卜 10g、油 10g），肉丝豆芽青菜汤（肉丝 15g、豆芽 60g、清汤 50g）。

午点：牛奶 150mL，蛋糕 50g。

晚餐：米饭 200g，红烧带鱼或鲳鱼 70g，海带豆腐汤（海带 5g、豆腐 100g），炒茼蒿菜 50g。

3. 妊娠反应过重食谱举例

早餐：牛奶 250mL，鸡蛋 50g，豆沙包（面粉 30g、小豆 20g、白糖 10g）。

午餐：面饼 150g，小米粥 50g，红烧带鱼 150g，肉片烧油菜（猪瘦肉 25g、油菜 200g）。

晚餐：米饭 150g，猪肝炒黄瓜（猪肝 100g、黄瓜 100g），西红柿蛋花汤（西红柿 100g、鸡蛋 50g），苹果 1 个。

二、孕中晚期

孕中晚期，胎儿生长增速，对各种营养的需求迅速增加，此期间应供给足量、丰富、优质的食物，尤其注意蛋白质、钙、铁的摄入。

（一）饮食营养指导

（1）保证优质足量的蛋白质：每日增加 50～100g 的鱼、禽、蛋、瘦肉的摄入量。其中鱼类是动物性蛋白的首选，每周至少进食一次海产品，满足孕期碘的需求；每日吃鸡蛋 1～2 个；每周吃动物肝脏 1～2 次，每次 100g 左右；每日进食豆类及其制品 50～100g；每日进食新鲜水果 150～200g，黄瓜、番茄等蔬果生吃更为有益。

（2）适当增加奶类的摄入，满足每日钙质的需求：每日摄入 250mL 的牛奶、500mL 的脱脂牛奶或等量奶制品，以满足钙的每日 300mg 的需求量。

（3）多食含铁丰富的食物：补铁的要求同孕前，预防缺铁性贫血。如血红蛋白低于 100g/L 时，应在医生指导下补充小剂量铁剂，每日补充 10～20mg。

（4）适量活动，维持体重的适宜增长：孕晚期食欲增加，避免出现摄入过多导致超重，孕妇应监测体重以调节食物摄入量，根据自身情况，每天进行不少于 30 分钟的低强度身体活动，最好是 1~2 小时的户外活动，如散步、孕妇体操等。

（5）禁烟戒酒，少吃刺激性食物：饮食不要过咸，限制盐的摄入，少吃辛辣刺激的食物，避免饮用浓茶、咖啡等。

（二）食谱举例

【食谱一】

早餐：甜豆浆 250g（含糖 10g），油条 50g，烧饼 50g。

午餐：糕点 150g，面片汤或挂面 50g，牛肉丝炒芹菜（牛肉 25g、芹菜 200g），百叶丝拌白菜（百叶丝 50g、白菜 100g）。

晚餐：米饭 200g，排骨炖海带（猪肋排 500g、海带 100g），小白菜豆腐汤（小白菜 100g、豆腐 50g）。

【食谱二】

早餐：豆浆 250mL，油条 50g，馒头 50g，白糖 10g。

午餐：馒头 150g，小米粥 50g，猪肉炖土豆（猪瘦肉 25g、土豆 300g）、牛肉豆腐（牛肉 25g、豆腐 100g、小葱 10g）。

晚餐：大米饭 200g，牛肉炖胡萝卜（牛肉 100g、胡萝卜 100g），肉丸子小白菜汤（猪瘦肉 25g、白菜 150g）。

【食谱三】

早餐：牛奶 250mL，油条 50g，烧饼或糕点 50g，白糖 10g。

午餐：西红柿菠菜猪肝面（猪肝 75g、西红柿 100g、菠菜 100g、干面条 200g）。

晚餐：米饭 150g，排骨炖海带（猪肋排 50g、海带 100g），芝麻酱拌豆角（芝麻酱 25g、豆角 100g），全日烹调用油 15g，团粉 10g，水果 100g。

【食谱四】

早餐：牛奶 250mL，馒头 100g，鱼松 10g，咸菜少许。

午餐：花卷或馒头 150g，小米粥 50g，肉片烧油菜（猪瘦肉 25g、油菜 200g），西红柿炒鸡蛋（西红柿 100g、鸡蛋 2 个）。

晚餐：大米饭 100g，肉末蒸蛋（肉末 25g、蛋 50g），冬苋菜豆腐汤（豆腐 100g、冬苋菜 50g）。

（三）食疗举例

1. 孕妇低钙腿部痉挛补充钙质及维生素 B 的食疗举例

早餐：豆浆或牛奶 250mL，油条 50g，烧饼 50g，白糖 10g。

午餐：馒头 150g，小米粥 50g，虾皮烧油菜（虾皮 5g、油菜 300g），牛肉末烧豆腐（牛肉 25g、豆腐 100g、胡萝卜 25g）。

晚餐：粳米饭 150g，猪肉烧海带（猪肉 25g、海带 100g），芝麻酱拌豆角（芝麻酱 25g、豆角 100g）。

2. 孕妇生理性贫血补铁补血的食疗举例

（1）新鲜或干红枣：将红枣洗净，用开水烫一下，直接食用，每日 10 颗（图 2 - 13）。

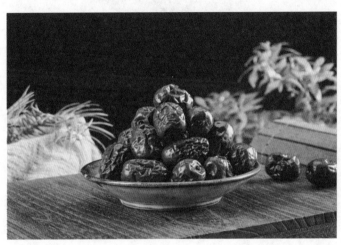

图 2 - 13　红枣

（2）煮熟的红枣：将红枣洗净，放入锅中煮熟后直接食用，每日 10 颗；或将红枣和大米放入锅中煮至米烂成粥，每日一次（图 2 - 14）。

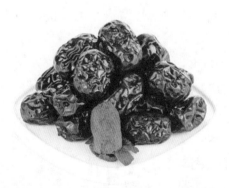

图 2 - 14　煮熟的红枣

（3）枸杞桂圆汤：桂圆 50g、枸杞 15g，洗净后放入锅中，用武火烧沸后转为文火至枸杞桂圆溶烂，可加入适量冰糖（图 2 – 15）。

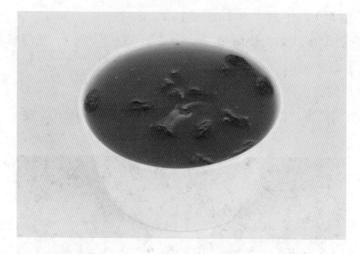

图 2 – 15　枸杞桂圆汤

三、哺乳期

哺乳期妇女的饮食会影响婴儿的身体健康，因此，哺乳期饮食应科学合理搭配，促进乳汁分泌，利于婴儿的健康成长。

（一）饮食营养指导

（1）增加优质蛋白质的摄入：如鱼、禽、蛋、瘦肉及海产品。每日增加 100 ~ 150g 的鱼禽蛋、瘦肉的摄入，产后一个月内每日 2 ~ 3 个鸡蛋，也可食用大豆类食品补充优质蛋白质；为预防或纠正缺铁性贫血，可多摄入动物肝脏、动物血、瘦肉等，增加海产品摄入。

（2）增加奶类，多喝汤水：每日牛奶 500mL，多摄入可连骨带壳食用的小鱼小虾、大豆以及芝麻酱和深绿色蔬菜等含钙丰富的食物，必要时可补充钙剂。多喝汤水，如鱼汤、鸡汤、肉汤等，进水量每日应保持在 2500 ~ 3000mL。

（3）食物丰富多样：饮食以满足营养需要为原则，无须特别禁忌，重视蔬菜水果的摄入，每日进食 500g 有色蔬菜和 1 ~ 2 个水果。

（4）忌烟酒，避免刺激性食物：哺乳期妇女吸烟（包括间接吸烟）及饮酒对婴儿健康有害，要杜绝烟酒；限制刺激性食物，不吃辣椒、葱姜蒜，不喝咖啡、浓茶等。

（5）科学活动和锻炼，保持健康体重：一定强度的规律性的身体活动不会影响母乳喂养的效果，"坐月子"应多吃少动的传统观念是不对的。

（二）食谱举例

【食谱一】

早餐：小米粥 100g，红糖 12.5g，馒头 50g，鸡蛋 2 个，豆浆 500mL。

午餐：馒头或米饭 200g，肉圆小白菜（猪瘦肉 50g、小白菜 500g），骨头香菜汤。

下午加餐：西红柿鸡蛋面汤（挂面 100g、鸡蛋 2 个、西红柿 100g），豆浆 500mL。

晚餐：米饭 150g，红烧带鱼 100g，肉片烧油菜（猪瘦肉 25g、油菜 100g），橘子 1 个。

【食谱二】

早餐：小米粥 50g，红糖 12.5g，馒头 50g，鸡蛋 2 个。

上午加餐：牛奶 250mL，白糖 10g。

午餐：花卷 150g，骨头汤面 50g，酱牛肉 100g，虾米烧小白菜（小白菜 200g、虾米 10g）。

下午加餐：菠菜鸡蛋面汤（面条 100g、鸡蛋 2 个、菠菜 50g），豆浆 500mL。

晚餐：米饭 200g，红烧带鱼 100g，大白菜豆腐汤（大白菜 100g、豆腐 50g）。

第五节　老年人营养与膳食

老年人各器官功能逐渐衰退，易发生代谢紊乱，导致营养缺乏病和慢性非传染性疾病。合理饮食对改善老年人的营养状况、增强抵抗力、预防疾病、提高生活质量具有重要作用，合理营养配餐是促进老年人健康的一个重要手段。

一、饮食营养指导

（一）多吃含粗纤维多的食物

每日吃一定量的蔬菜、水果及粗粮；适量补充碘食物，如海带、海参、海蜇等；多吃黑色食品，如黑米、黑芝麻、黑豆、黑木耳、紫菜等，不但营养素丰富，还具有防癌抗癌作用。

（二）多吃延缓衰老的食物

牛奶含优质蛋白质，含钙丰富，可每日饮用；维生素 C 每日需补充 250～1000mg，如食用新鲜绿叶蔬菜和红黄色水果；维生素 E 每日需补充 100～400mg，如莴苣叶、玉米油、花生油、柑橘皮等；胡萝卜素每日需补充 850～1250μg。玉米粥可预防和治疗高血压；板栗粥可补肾健脾、强身壮骨、活血化瘀；核桃粥可补肾补脑、止咳定喘、养血强骨；桂圆粥可大补气血、安神养心；莲子粥可补益精气、健脾止泻；山药粥可补肾精、固胃肠；红枣粥可补脾益胃、养心安神。

（三）多饮温开水、绿茶、蔬果汁，少喝咖啡

每日摄水量2300mL左右，包括从食物中摄取的水分；除了每日饮食中摄入的水分，还需饮水1000mL；如有泌尿系统感染或结石的患者，每日要饮水2000mL以上；患有心、肾疾病的老年人，注意不可饮水过量，避免加重脏器负担。多喝绿茶，应注意清淡温饮、睡前不饮茶；食用牛奶豆腐食品后不立即饮茶；服用中药人参时不饮茶；患严重心血管疾病、溃疡病、神经衰弱、贫血、便秘者不宜饮茶。多喝蔬菜水果汁，常用的蔬菜为深绿色含粗纤维多的菜叶，如油菜叶、芹菜叶、萝卜叶等；水果汁包括苹果、梨、西瓜、草莓、橙子等加压出的汁液。少喝咖啡，咖啡会影响钙的吸收、增高胆固醇浓度、刺激胃酸分泌导致胃部不适等症状。

（四）减少摄入的食物

少食糖和甜食，过多糖分摄入会引起血糖增高、虚胖、机体抵抗力降低；少食动物脂肪，如猪油、肥牛、羊肉等，减少和预防心脑血管疾病的发生；限制食盐的摄入，老年人应饮食清淡，避免刺激饮食，多以食醋、蕃茄酱或芝麻酱来调味；少吃致衰老的食物，如储存时间较长的油类、油炸食品、长时间腌制的食品。

（五）适当节食

因老年人活动量减少，多食易引起消化不良，诱发消化道疾病和心血管疾病；适当限食可避免脂肪堆积，延缓衰老，延长寿命。

二、食谱举例

早餐：牛奶250mL，面包（饼干、小馒头）50g，鸡蛋1个。

加餐：新鲜苹果汁200mL。

午餐：软米饭100g，青菜炒肉末（青菜100g、肉末75g），芹菜炒虾仁（芹菜70g、虾仁50g）

加餐：香蕉1个。

晚餐：稀粥（大米、小米或玉米面25g），发糕或花卷75g，肉丝炒胡萝卜丝（肉丝75g、胡萝卜100g）。

加餐：酸牛奶1杯，约200mL。

三、食疗举例

（一）老年人骨质疏松症的食疗方法

【茄虾饼】

［食材］茄子250g，虾皮50g，面粉500g，鸡蛋2个，黄酒、生姜、酱油、食盐、白糖、味精各适量。

［制作方法］虾皮用黄酒浸泡，茄子切丝，用少量盐腌15分钟后挤去水分，虾皮和茄子混匀，加姜丝、酱油、白糖和味精调味。面粉加蛋液、水调成面浆。植物油6成热倒入一勺面浆，摊成饼，中间放拌匀的茄丝，再盖上半勺面浆，两面煎黄。

【萝卜海带排骨汤】

［食材］排骨250g，白萝卜250g，水发海带50g，黄酒、姜、醋、盐味精适量。

［制作方法］排骨加水煮沸，去掉浮沫，加上姜片、醋、黄酒、水炖熟。熟后加萝卜丝或片，煮5～10分钟，调味后放入海带丝、味精，煮沸即可。

（二）老年人习惯性便秘的食疗方法

【胡桃粥】

胡桃粥（图2－16）。

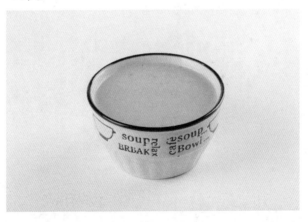

图2－16 胡桃粥

［食材］胡桃10个、粳米100g。

［制作方法］将胡桃肉捣碎、粳米洗净，放入锅内加清水适量，将米煮烂成粥即可。每日一次，作早餐或晚餐食用，大便稀薄即停食。

【蜂蜜香油汤】

蜂蜜香油汤（图 2-17）。

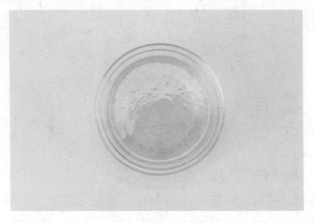

图 2-17　蜂蜜香油汤

［食材］蜂蜜 50g，香油 25g，开水约 100g。

［制作方法］将蜂蜜放入碗内搅拌起泡沫时，边搅动边将香油缓慢倒入蜂蜜中，搅拌均匀后，将 100mL 温开水慢慢加入，搅动至开水、蜂蜜、香油混成一体，即可饮用。对肠燥便秘者效果较好。

【冰糖炖香蕉】

冰糖炖香蕉（图 2-18）。

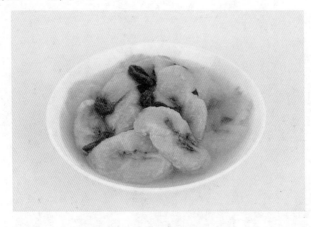

图 2-18　冰糖炖香蕉

［食材］香蕉 2~3 只，冰糖适量。

［制作方法］香蕉去皮，切块，加冰糖适量，加水炖熟食用。

（三）老年人牙周病的食疗方法

【莲子芯饮】

莲子芯饮（图2–19）。

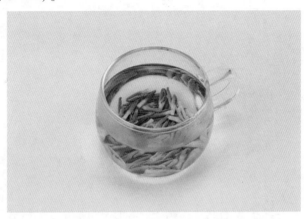

图2–19 莲子芯饮

［食材］莲子芯3g，甘草6g，枸杞9g。

［制作方法］食材洗净加开水浸泡，代替茶饮。每日1剂，连服一周，有消炎止痛作用。

【莲子草汤】

［食材］莲子芯、甘草各6g。

［制作方法］用水煎成汤即可，每日1剂，连服数天。适用于反复发作性牙周病和口腔溃疡。

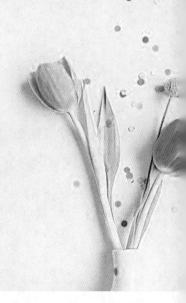

第三章
常见疾病的营养与膳食

第一节　心血管系统疾病

一、冠心病的营养与膳食

冠状动脉粥样硬化性心脏病（简称冠心病）是指由于冠状动脉硬化使管腔狭窄或阻塞导致心肌缺血、缺氧而引起的心脏病。随着人们生活水平的提高、膳食结构的不合理、摄入过多，以及吸烟等不良因素的影响，冠心病的发病率在逐年上升。养成良好的生活习惯，同时积极配合饮食治疗，才能缓解症状、恢复心脏功能、延长患者生命、提高患者生活质量。

（一）饮食营养指导

1. 控制总热量

防止超重和肥胖；肥胖及有肥胖家族史者，应减少每日总热量的摄入，加强运动，以降低体重，以求达到标准体重。

2. 限制脂肪

避免食用过多含动物性脂肪和富含胆固醇的食物，每日胆固醇摄入量应控制在300mg以下。可多食用鱼类、瘦肉、家禽等，因海鱼中含有多不饱和脂肪酸，多吃海鱼有益于冠心病的防治。黄豆制品可减少体内胆固醇合成，可食用豆制品，如豆腐、豆干、豆浆等食物。有很多冠心病患者不敢食用蛋黄，但有临床试验报告指出，蛋黄中的卵磷脂具有排出蛋清胆固醇的作用，是高血压、动脉粥样硬化的"克星"，因此，不必禁食蛋黄，可隔天吃一个。

3. 适量糖类，限制糖分

限制主食的摄入，食用粗粮，也可用马铃薯、山药、藕、芋艿、荸荠等根（块）茎类食物代替部分主食。冠心病患者宜选用含多糖类食物，少用蔗糖和果糖。

4. 控制钠的摄入

冠心病患者往往合并高血压，每日钠盐摄入应控制在 5g 以下，中度以上心功能不全患者，每日钠盐摄入应控制在 3g 以下。

5. 补充维生素和矿物质

多食用新鲜绿叶蔬菜，深色蔬菜富含维生素 C 和胡萝卜素，并含有丰富的膳食纤维，可减少体内胆固醇吸收。

6. 禁饮烈性酒，提倡喝淡茶

禁饮 56°以上的白酒，如喜饮酒，可少量饮用酒精浓度较低的啤酒、葡萄酒、黄酒等。茶叶中的茶碱能吸附脂肪，可减少肠道对脂肪的吸收，茶叶也有降低胆固醇的功能，因此，可常饮用淡茶，并有助消化及利尿，但不要喝浓茶，浓茶有刺激和兴奋作用，易影响睡眠，对疾病恢复不利。

7. 食物选择

（1）适宜食物：谷类、鸡蛋、鱼、虾、去皮鸡肉、猪瘦肉、牛奶、蔬菜、水果、鲜菇、黑木耳、核桃仁、芝麻、酸牛奶、脱脂牛奶、豆类及豆类制品等。

（2）限制食物：去脂肪的牛羊肉、火腿、贝类等。

（3）禁用食物：富含动物脂肪的食物，如五花肉馅、肥羊、肥猪肉、肥鹅肉等；高胆固醇食物，如全脂奶油、动物的内脏、鱼子、蟹黄、猪皮、带皮猪蹄、腊肠等；刺激性食物，如辣椒、芥末、胡椒等刺激性调味品及白酒、浓咖啡等。

（二）食谱举例

1. 一日食谱

【食谱一】全天能量为 1610kcal，全天烹调油 25g，盐 5g。

早餐：脱脂牛奶 240mL，鸡蛋 1 个，红薯（50g），拌西芹百合（西芹 25g、百合 25g），炝洋葱柿椒丝（洋葱 25g、柿椒 25g）。

午餐：粗粮米饭（大米 100g），烩西红柿菜花（西红柿 50g、菜花 100g），清蒸鳕鱼（鳕鱼 100g），清炒青笋条（100g）。

加餐：苹果 200g。

晚餐：开花馒头 25g，清炒黄瓜鸡胸肉（黄瓜 20g、鸡胸肉 100g），素炒丝瓜木耳（丝瓜 100g、木耳 2g），素炒小白菜（小白菜 100g），紫米粥（紫米 10g、大米 15g）

蒸芋头 25g。

【食谱二】全天能量为 1600kcal，全天烹调油 25g，盐 5g。

早餐：脱脂牛奶 240mL，鸡蛋半个（25g），玉米发面糕（玉米面 25g、白面 25g），拌豆芽（绿豆芽 50g），凉拌黄瓜（黄瓜 50g）。

午餐：三鲜素水饺（面粉 100g、韭菜 100g、鸡蛋白 60g、虾仁 50g），拌三丝（土豆丝 25g、柿椒丝 25g、胡萝卜丝 25g），香菜拌海带丝（海带 50g、香菜 5g）。

加餐：猕猴桃 200g。

晚餐：米饭 50g，素炒扁豆丝（扁豆 100g），蒜茸油麦菜（油麦菜 100g），绿豆粥（绿豆 10g、大米 15g），蒸南瓜 50g。

【食谱三】全天能量为 1600kcal，全天烹调油 25g，盐 5g

早餐：脱脂牛奶 240mL，豆沙面包（面粉 50g、豆沙 10g），炝青笋（青笋 50g），大拌菜（苦菊、彩椒、紫甘蓝各 50g）。

午餐：素菜包 100g（面粉 100g、小白菜 100g、小虾皮 25g、粉丝 10g），素肉丸子冬瓜（猪瘦肉 50g、冬瓜 100g），素烧西蓝花胡萝卜（西蓝花 100g、胡萝卜 100g）。

加餐：橙子 200g。

晚餐：米饭（大米 50g），肉末冬瓜（猪瘦肉 50g、冬瓜 100g），菠菜炒鸡蛋（菠菜 50g、鸡蛋 50g），香菇油菜（鲜香菇 50g、油菜 100g），雪梨银耳汤（雪梨 25g、银耳 2g）。

2. 推荐食疗食谱

【蘑菇粥】

[食材] 新鲜蘑菇 250g，粟米 120g，葱花、盐、味精、生姜末、盐各适量。

[制作方法] 锅中烧水煮沸，将蘑菇去蒂，清洗干净，撕碎或切碎放入沸水；粟米淘净，放入砂锅中，加入适量的水，先用旺火煮沸后改用文火煨煮到粟米酥烂，再加入碎蘑菇搅拌均匀，继续用文火煨煮至沸；再调入葱花、生姜末、盐、味精搅拌均匀即成。

[用法] 早、晚餐分别食用。

[功效] 开胃健脾、补虚降脂。适用于高脂血症、动脉硬化、冠心病患者。

【双玉粥】

[食材] 生黄芪 30g，玉竹 12g，玉米粉 30g，粳米 100g。

[制作方法] 将黄芪、玉竹放入砂锅中，加入适量的水，煎煮 30 分钟，去渣取汁；淘净的粳米同先前熬出的汁倒入一起，再加入清水，先用旺火煮沸，再改用文火煮至粥稠，等到粥将熟时，再将玉米粉用凉水搅成糊状，缓缓调入，边加边搅拌，再次煮沸即可。

［用法］早、晚餐分别食用。

［功效］益气养阴。适用于气阴两虚型冠心病患者。

【桃仁丹参粥】

［食材］桃仁10g，丹参30g，粳米100g。

［制作方法］将桃仁研碎，淘洗干净粳米和丹参，一同放入锅中，加入适量的水，用旺火煮沸后再改为文火熬煮成粥。

［用法］早、晚餐分别食用。

［功效］活血、理气解郁。适用于气滞血瘀型冠心病患者。

二、高血压病的营养与膳食

高血压是指动脉收缩压或舒张压增高，常伴有心、脑、肾和视网膜等器官功能性或器质性改变为特征的全身性疾病。当收缩压≥140mmHg和（或）舒张压≥90mmHg，可诊断为高血压病。高血压病是最为常见的心血管疾病，其不仅要通过药物来控制病情，患者在日常生活中的饮食与生活习惯也对血压的控制尤为重要。高血压患者在积极进行药物治疗的同时，根据合理的饮食原则，结合科学的饮食搭配，通过控制饮食量和种类、调整餐次，协同药物，可将血压控制在理想水平。

（一）饮食营养指导

1. 限制食盐摄入

大量研究数据表明，低钠饮食可有效控制高血压。食盐中含有大量钠离子，故建议高血压患者食盐摄入量以每日2～5g为宜，以维持机体代谢，防止低钠血症。在我们的日常饮食中，天然含钠盐有2～3g，因此，烹调高血压患者饮食时，仅能再增加1g盐。

2. 控制热量摄入

肥胖是高血压的危险因素之一。肥胖者应适当节食减肥，但也不能减重过快，体重减轻每周以0.5～1kg为宜；提倡高血压患者食用标准面粉、淀粉、玉米、小米、燕麦等植物纤维较多的食物，少食富含葡萄糖、果糖及蔗糖等单糖的食物。

3. 限制脂肪摄入

脂肪摄入过多是引起肥胖的直接因素。胆固醇限制在每日<300mg，建议选用植物油、低饱和脂肪酸及低胆固醇的食物，如全谷食物、鱼、禽、瘦肉及低脂乳等，避免食用动物性脂肪。

4. 适量摄入蛋白质

每天蛋白质的摄入量应以每千克体重0.8g为宜，以植物蛋白（如大豆蛋白）为主。每周应食用鱼类 2 ~ 3 次，鱼类蛋白质可改善血管弹性和通透性，增加钠排出，从而降低血压。平时也应多摄入一些含酪氨酸丰富的食物如酸奶、脱脂牛奶等，此类食物有助于降血压。

5. 补充钾、钙、镁

钾离子摄入增加，有利于钠和水的排出，有利于高血压病的治疗。富含钾的食物有新鲜的绿叶菜、豆类、香蕉、杏、梅等。钙离子与血管收缩有关，有降压效果，富含钙的食物有牛奶、海带、豆类和新鲜蔬菜。镁盐可通过舒张血管达到降血压作用，富含镁的食物有豆制品、香菇、菠菜、桂圆等。

6. 饮食宜清淡

高血压患者饮食宜清淡，应以素菜为主，可食用粗粮、杂粮、豆制品、新鲜蔬菜、水果、瘦肉、鱼、鸡等食物，应尽量少摄入白糖。

7. 饮食有节

一日三餐，定时定量，不可过饥过饱，不要暴饮暴食。

8. 戒烟、限酒、喝茶

长期大量饮酒可加速血管动脉硬化。香烟中的尼古丁刺激心脏，可使心跳加快，血管收缩，血压升高。茶叶含有多种对防治高血压病有效的成分，饮茶应以绿茶、菊花茶（杭白菊）为宜，不宜喝浓茶。

9. 食物禁忌

禁食辛辣食物，过咸食物或腌制品，禁食皮蛋、肥肉，以及咖啡等刺激性食物。

（二）食谱举例

1. 一日食谱

【食谱一】全天能量为 1770kcal，全天烹调油 20g，盐 3g。

早餐：脱脂牛奶 250mL，鸡蛋 1 个，玉米发糕 1 块（面粉 50g），醋熘萝卜丝（萝卜 50g）。

加餐：水果（梨 150g）。

午餐：米饭（大米 75g），清蒸草鱼（草鱼 80g），素炒油菜香菇（油菜 100g、香菇 15g），海带拌胡萝卜丝（海带 30g、胡萝卜 25g），紫菜汤（紫菜 2g、西红柿 25g）。

加餐：水果（橙子 100g）。

晚餐：馒头 50g，大米燕麦粥（大米 15g、燕麦 20g），肉片青笋木耳（猪瘦肉 50g、青笋 50g、木耳 2g），素炒冬瓜（冬瓜 150g），拌菠菜粉丝（菠菜 100g、粉丝 10g）。

加餐：酸奶 150mL。

【食谱二】全天能量为 1790kcal，全天植物油 25g，盐 3g。

早餐：脱脂牛奶 250mL，煮鸡蛋 1 个，花卷（50g），白干柿椒丝（白干 15g、柿椒 50g），炝洋葱柿椒丝（洋葱 25g、柿椒 25g）。

加餐：苹果 1 个（100g）。

午餐：三鲜水饺（面 100g、猪瘦肉 50g、虾皮 5g、韭菜 200g），素炒菠菜（菠菜 100g），热拌金针菇黄瓜（金针菇 25g、黄瓜 100g）。

加餐：香蕉 1 个（150g）。

晚餐：窝头（玉米面 25g），紫米粥（紫米 25g），肉丝芹菜香干（猪肉 25g、芹菜 100g、香干 50g），百合南瓜（百合 25g、南瓜 50g），蒸山药（100g）。

加餐：酸奶 150mL。

【食谱三】全天能量为 1652kcal，全天植物油 20g，盐 3g。

早餐：豆浆 1 杯（250mL），煮鸡蛋 1 个（50g），面包 1 个（面粉 50g），什锦花椰菜（花椰菜 100g，黄花菜、香菇、黑木耳、毛豆、鸡毛菜各少许）。

加餐：橙子 1 个（100g）。

午餐：米饭 1 碗（大米 100g），清炖排骨海带（排骨 100g、海带 100g），素炒洋葱柿椒丝（洋葱 100g、柿椒 50g），素炒小白菜（小白菜 150g）。

加餐：苹果 1 个（100g）。

晚餐：葱花饼 2 块（面 50g），豆腐脑 1 碗（250mL 豆腐脑、肉末 25g），蒜茸茄泥（茄子 200g），糖拌西红柿（150g）。

加餐：酸奶 150mL。

2. 推荐食疗食谱

【黄瓜燕麦面】

［食材］燕麦面、黄瓜各 100g，香油、蒜末、盐、鸡精各适量。

［制作方法］燕麦面加适量水揉成光滑的面团，醒 20 分钟后擀成薄面片，切丝后抓匀抖开；将备好的面丝煮熟、捞出过凉水，黄瓜洗净切丝；将黄瓜丝与面丝加入盐、鸡精、蒜末、香油调味拌匀即可。

［功效］降低血液中的胆固醇，促进体内钠盐排出，有助于降压。

【大枣黑豆炖鲤鱼】

［食材］鲤鱼 1 条（约 1000g），黑豆 30g，大枣 8 颗，葱、姜、盐、料酒各适量。

［制作方法］将鲤鱼洗净切段，大枣洗净去核，黑豆淘洗干净、用清水浸泡 1 个小时，葱洗净切段。锅中放入鲤鱼段，加入适量清水，大火煮沸，加入黑豆、大枣、葱段、姜片、盐和料酒，小火煮至豆熟即可。

［功效］排出体内钠盐，降低胆固醇，降压。

【银耳薏米羹】

银耳薏米羹（图3-1）。

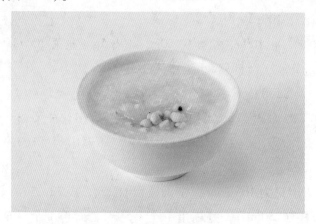

图3-1 银耳薏米羹

［食材］薏米150g，水发银耳50g，白糖、糖桂花、湿淀粉各适量。

［制作方法］薏米去杂，用温水浸泡，泡好洗净待用；银耳去杂洗净，撕成小块待用。锅中同时加入冷水、银耳、薏米，大火烧煮。待薏米熟透时，加入白糖煮沸，用湿淀粉勾成稀芡，加糖桂花推匀即可。

［功效］利水燥湿、健脾养胃、清热润肺、降糖降压。

【香芹蜂蜜汁】

香芹蜂蜜汁（图3-2）。

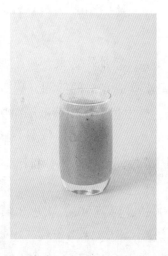

图3-2 香芹蜂蜜汁

［食材］鲜芹菜500g、蜂蜜50mL。

［制作方法］鲜芹菜冷开水洗净，捣烂取汁，再加蜂蜜50mL调匀即可。

［功效］利尿消肿、平肝降压（每日1剂，分3次饮服，15天一个疗程）。

三、心肌梗死的营养与膳食

心肌梗死是冠状动脉持续性缺血、缺氧所引起的心肌坏死，从而造成临床上一系列严重的心血管及胃肠道症状。心肌梗死是较为严重的心脏疾患，合理的饮食安排对患者康复和预防并发症的发生有非常重要的作用。针对不同时期患者，应给予不同的饮食指导。

（一）饮食营养指导

1. 急性发作期

患者在急性发作期应卧床休息，在发病的前 1~2 天禁食。在发病后第 3 天开始，根据患者症状的恢复情况，可适当给予一些流质饮食，如米汤、菜泥、藕粉、去油肉汤等。采用少量多次的食用方式，每日进食总量 1000~1500mL，每日进食餐次 5~6次，避免一次食入量过大而加重心脏负担。注意在卧床期间，应禁食牛奶、豆浆、浓茶、咖啡、浓肉汤等有刺激性或引起胀气的食物。

2. 进入稳定期后

可选用半流质饮食，食物应清淡且易消化，如面条、面片、肉末、鸡蛋羹、馄饨、粥、鱼肉、嫩碎蔬菜及水果等。随着病情好转，再过渡到软食。食物温度适宜，不宜过热或过冷，同时，要注意预防便秘，保持大便通畅，排便时不可用力过猛，防止心梗再次发作。

3. 在病情稳定后

慢慢恢复活动，逐渐增加进食量。每日脂肪的摄入量应控制在 40g 以内，胆固醇摄入量要低于 300mg，肥胖患者应将体重调整到理想范围之内。

4. 进入恢复期后

营养治疗方法与禁忌食物应与冠心病的要求相同，特别要注意防止复发。

5. 维持钾、钠平衡，适当增加镁的摄入

镁离子有助于保护缺血心肌，成人每天镁的需要量为 300~400mg，镁主要存在于豆制品、面粉、小米、深色蔬菜、香菇、桂圆，以及海产品等食物中。

（二）食谱举例

【菠菜粥】

菠菜粥（图 3-3）。

[食材] 菠菜，粳米，盐，味精，香油。

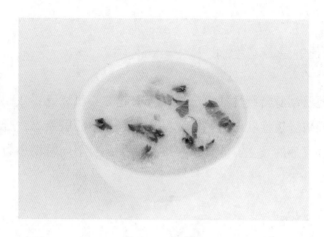

图 3-3 菠菜粥

[制作方法] 将菠菜择洗干净,切成细丝;粳米淘洗干净;取锅倒入清水烧沸,入粳米煮沸后,用小火烧至粥稠,加入菠菜、食用盐、味精、香油调味即可。

【桂圆肉粥】

桂圆肉粥(图 3-4)。

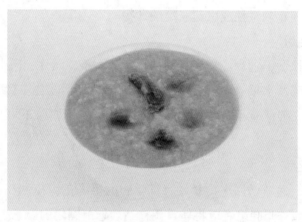

图 3-4 桂圆肉粥

[食材] 粳米 100g,桂圆 15g,红枣(干)5g。

[制作方法] 将桂圆肉、红枣、粳米洗净后,一并放入锅中,煮沸后转小火至粥稠即可。

四、心力衰竭的营养与膳食

心力衰竭是指心脏每分钟的泵血量不能满足人体对氧和营养物质的正常需求,从而极大影响患者的日常生活和寿命。而心力衰竭患者对热量、蛋白质及各种维生素的消耗很大,只有通过合理的营养补充,才可以维护细胞的正常代谢,激发机体生理功能，修复组织器官机能，从而帮助患者控制病情、延缓疾病进展。

（一）饮食营养指导

1. 限制蛋白质和能量的摄入

心力衰竭症状期，限制摄入蛋白质 25～30g，能量 600kcal。根据症状缓解，逐渐增加至 40～50g 蛋白质，1000～1500kcal 能量。病情稳定期，蛋白质按体重 0.8g/kg 摄入，能量以维持体重或稍低于理想体重为宜。

2. 减轻钠、水潴留

根据心力衰竭的程度，分别采取限钠每日 2000mg、1500mg、1000mg 或 500mg。同时为了避免食入过多液体加重循环的负担，每日摄入水量控制在 1000～1500mL。

3. 注意电解质平衡

钾的平衡失调是心力衰竭中常见的电解质紊乱之一。当使用利尿剂或已经出现低钾血症时，应适当多摄入富含钾的食物，如香蕉、猕猴桃、玉米、豆芽、牛肉、鳗鱼等；如因肾功能减退，出现高钾血症时，应避免使用富含钾的食物，而选择含钾低的食物，如冬瓜、南瓜、葡萄、火龙果等。

4. 及时补充钙、维生素

钙离子与心肌收缩密切相关，应及时补充富含钙质的食物，如鸡蛋、虾皮、豆制品等，有利于心力衰竭的治疗。此外，应给予充足的维生素，特别是富含维生素 C 和 B 族维生素的食物，如核桃、柚子、橘子、猕猴桃、薏米、鱼肉等。

5. 少量多餐

控制食量及合理安排餐次，少量多餐可减轻胃饱胀感，易于食物的消化，减轻心脏的负担。

（二）食谱举例

1. 一日食谱
【食谱一】
全天烹调用植物油 20g、烹调用食盐 <4g
早餐：高粱馒头（高粱米 10g、面粉 40g），煮鸡蛋 50g，二米粥（小米 25g、大米 25g），烩菠菜（菠菜 100g）。
加餐：香蕉 200g。
中餐：二米饭（大米 50g、黑米 10g），清炒苋菜 200g，素炒三丁（胡萝卜 50g、黄瓜 50g、香干 30g），清蒸鲈鱼（鲈鱼 80g）。
加餐：桂花莲藕粥（莲藕 30g、大米 20g）。

晚餐：鸡肉丝面（鸡肉 50g、面粉 100g），清炒油麦菜 200g。

加餐：土豆泥 50g。

【食谱二】

早餐：花卷（标准粉 50g），牛奶（200mL），凉拌三丝（黄瓜丝 30g、胡萝卜丝 30g、豆腐丝 30g）。

午餐：发面饼（标准粉 150g），肉丝炒韭菜（猪肉丝 25g、韭黄 120g、植物油 8g），三丝（菠菜 50g、土豆 70g、胡萝卜 80g、植物油 5g），海蛎汤（海蛎肉 10g、高汤 300mL、香菜少许）。

晚餐：米饭（大米 100g），葱烧带鱼（带鱼 75g，葱、姜、花椒、醋、白糖适量，植物油 6g），小白菜口蘑汤（小白菜 70g、干口蘑 10g、粉条 20g、油 1g、汤 300mL）。

2. 推荐食疗食谱

【苓桂术甘粥】

苓桂术甘粥（图 3 - 5）。

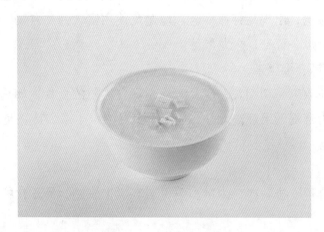

图 3 - 5　苓桂术甘粥

［食材］茯苓 15g、白术 6g、冬瓜皮 20g、桂枝 6g、白芍 10g、甘草 6g、干姜 6g、粳米 50g。

［做法］将茯苓、白术、冬瓜皮、桂枝、白芍、甘草、干姜煎汁，共煎 3 次，去渣取汁，与淘洗干净的粳米共煮成粥，缓缓饮用。

【参姜鸡清汤】

［食材］人参 3g，生姜 6g，鸡蛋 1 个。

［做法］将人参及生姜切碎，倒入锅中，加水煎煮至 150mL，去渣再加热至沸腾时，将蛋清加入药液中，调匀，空腹饮用。

五、高脂血症的营养与膳食

高脂血症是指血浆中胆固醇浓度超过 220mg/dL 或三酰甘油浓度超过 110mg/dL，是人群中较为常见的疾患之一。高蛋白高脂肪饮食，运动量减少，是造成高脂血症的根本原因。因此，调整饮食结构和改善生活方式是治疗高脂血症的基础。

（一）饮食营养指导

1. 注意热量平衡

高脂血症患者以肥胖者居多，这类患者应限制热量的摄入，一日三餐规律进食，避免暴饮、暴食，不吃过多甜食，同时增加运动，以促进体内脂肪分解，达到理想体重。一般每天供给热量 2000 ~ 2800kcal 为宜。

2. 限制胆固醇摄入

高脂血症者每日胆固醇供给量应在 300mg 以下，避免摄入富含胆固醇的食物，如奶油、鱼子、动物的脑及内脏，特别是肝脏及脂肪丰富的肉类。植物固醇具有降低胆固醇的作用，主要存在于稻谷、小麦、玉米、菜籽等植物中，而大豆中的胆固醇有明显的降血脂作用，因此提倡患者多吃豆制品。

3. 限制脂肪摄入

食物中的脂肪是三酰甘油，摄入后 90% 由肠道吸收，患者每日摄入 20 ~ 30g 脂肪为宜。烹调时应采用植物油，少吃动物油，饱和脂肪酸摄入过多，会促进血栓形成，多不饱和脂肪酸能够减少血小板凝聚，并增加抗血凝作用，因此提倡多吃海鱼，可降低血脂。

4. 供给充足的蛋白质

蛋白质的来源非常重要，宜选择富含优质蛋白质的食物，其中植物蛋白质的摄入量要在 50% 以上。

5. 食用富含维生素 C 及膳食纤维的食物

蔬菜和水果应多选择吃深色和绿色蔬菜，这些食物含有丰富的维生素 C、矿物质和膳食纤维，能够降低三酰甘油、促进胆固醇的排泄。膳食纤维还大量存在于糙米、麦片等未经深加工的谷类，以及海藻、蘑菇、豆类等食物中。

6. 戒酒

酗酒或长期饮酒，可引起高脂血症。因此，中年人尽量减少饮酒，不要酗酒，如要饮酒，可少量饮用红酒。

7. 清淡饮食、多饮水

吃清淡少盐的食物，多喝清水，成人建议每日 6～8 杯水，每杯 200mL 左右。

（二）食谱举例

1. 一日食谱

【食谱一】全天能量为 1720kcal，全天烹调油 25g，盐 6g。

早餐：鲜牛奶 250mL，煮鸡蛋 1 个（50g），炝圆白菜丝（80g），面包 2 片（面粉 40g），绿豆粥 1 碗（大米 15g、绿豆 10g）。

午餐：汆冬瓜肉丸子（猪瘦肉 50g、冬瓜 100g），肉片鲜蘑油菜（猪瘦肉 50g、鲜蘑 100g、油菜 50g），素炒豆芽韭菜（豆芽 100g、韭菜 25g），米饭 75g，小窝头 1 个（玉米面 25g）。

加餐：西瓜 2 块（400g）。

晚餐：肉炒扁豆丝（猪瘦肉 50g、扁豆 100g），烩西红柿菜花（西红柿、菜花各 75g），馒头 1 个（面粉 50g），烤红薯 1 个（100g），小米粥 1 碗（小米 15g）。

加餐：酸奶 200mL。

【食谱二】全天能量为 1710kcal，全天烹调油 25g，盐 6g。

早餐：豆浆 200mL，煮鸡蛋 1 个（50g），拌菠菜丝（菠菜 80g、粉丝 10g），花卷 1 个（面粉 30g），大米粥 1 碗（大米 20g）。

午餐：牛肉丝炒葱头（牛肉 50g、洋葱 100g），素炒青笋木耳（青笋 100g、木耳 10g），紫米馒头 1 个（黑米面、小麦粉各 25g）。

加餐：葡萄 150g。

晚餐：清蒸鲈鱼（75g），素炒三丝（土豆、胡萝卜、柿椒各 50g），馒头 1 个（面粉 50g），二米南瓜粥 1 碗（大米 15g、小米 10g、南瓜 50g）。

加餐：香蕉 1 个（150g）。

【食谱三】全天能量为 1750kcal，全天烹调油 25g，盐 6g。

早餐：牛奶燕麦粥（鲜牛奶 250mL、燕麦片 20g），椒油土豆丝（50g），小笼包 3 个（面粉 50g、猪瘦肉 30g、大葱 30g）。

午餐：白灼虾（海白虾 75g），肉末茄子（猪瘦肉 25g、茄子 100g），蒜茸西兰花（100g），米饭 2 两（大米 100g），青菜蛋花汤（油菜 25g、鸡蛋 1 个）。

加餐：哈密瓜 1 块（150g）。

晚餐：水饺（瘦猪肉 75g、白菜 150g、面粉 100g），蒜茸木耳菜（100g），拌黄瓜（100g）。

加餐：杧果 1 个（150g）。

2. 推荐食疗食谱举例

【红薯粥】

红薯粥（图3-6）。

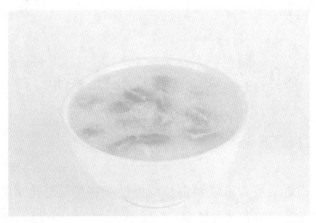

图3-6　红薯粥

［食材］红薯100g，粳米100g。

［制作方法］红薯洗净切成小块，粳米洗净；锅中加适量清水，倒入粳米和红薯块，大火煮沸后改小火熬煮即可。

［功效］降脂通便。

【三鲜粥】

三鲜粥（图3-7）。

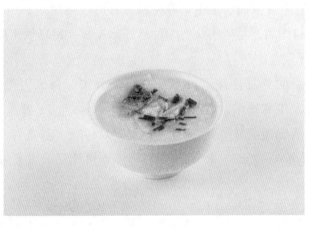

图3-7　三鲜粥

［食材］粳米100g，香菇（干）50g，油菜50g，虾仁50g，葱末、姜末各5g，盐适量。

［制作方法］粳米洗净，倒入清水中浸泡30分钟。香菇放入温水中泡发，洗净。

油菜洗净，切成段。虾仁洗净，沥去水分；锅中加适量清水，倒入泡好的粳米及葱末和姜末，大火煮沸；将香菇和虾仁放入锅中，改小火熬煮成粥；将油菜段放入锅中煮，最后加盐调味即可。

［功效］降脂开胃。

第二节　消化系统疾病

一、胃、十二指肠溃疡的营养与膳食

消化性溃疡是指胃肠与胃液接触部位的慢性溃疡，是消化系统常见的慢性病之一。不合理的饮食习惯，如进食无规律，咀嚼不充分，食用过咸、过酸、过于粗糙的食物，以及暴饮暴食等均可使患病率增加。因此，通过合理的饮食调整，改善胃肠道的营养状况，不仅可以缓解和减轻疼痛，同时还可以避免各种并发症，以及促进消化道溃疡面的愈合，减少溃疡病的复发。

（一）饮食营养指导

1. 选择营养价值高，细软易消化的食物

营养价值高的食物，如鱼、瘦肉、鸡蛋、牛奶、豆浆等；细软易消化的食物，如粥、面条、馄饨等，主食以面食为主。溃疡病患者可以喝牛奶，因牛奶有防治溃疡形成和促进溃疡愈合的作用，是溃疡病的一种良好治疗剂，每日饮用量1000～1500mL。

2. 合理分配营养素比例

糖类既无刺激胃酸分泌作用，也不抑制胃酸分泌，每天可供给300～350g；蛋白质对胃酸有缓冲及中和胃酸的作用，按每日每千克体重1g摄入为宜；脂肪可以抑制胃酸分泌，对胃肠黏膜无刺激，每日可供给70～90g，需选择易消化吸收的乳融状脂肪，如蛋黄、黄油、奶酪、奶油、牛奶等，也可用适量植物油；溃疡病患者饮食应少盐（每天2～3g为宜），以减少胃酸的分泌。

3. 供给丰富维生素

选择富含B族维生素、维生素A、维生素C的食品，多食用新鲜水果和深绿色蔬菜。

4. 少量多餐，保持良好的就餐情绪

少量多餐可中和胃酸，减少胃酸对溃疡面的刺激，有利于溃疡面愈合，每天4～6餐，每餐以六七分饱为宜。进餐方式宜细嚼慢咽，同时注意进餐情绪，情绪可影响胃肠功能，保持愉悦放松的心情，有利于食物的消化。

5. 避免刺激性、机械性和化学性刺激食物

避免食用可导致机械性刺激的食物，以免增加对胃黏膜损伤，如韭菜、雪菜、粗粮、芹菜、竹笋及干果类等；避免食用可导致化学性刺激的食物，以免增加胃酸分泌，对溃疡愈合不利，如浓茶、咖啡、烈酒、浓肉汤等；避免食用粗糙不易消化食物，如油炸、生拌、烟熏、腌制类等食物；避免过酸、过甜、过咸、过冷或过热等食物，食物的温度以45℃左右为宜。

6. 禁食易产酸、产气及生冷、难消化食物，避免食用强烈调味品

产酸食物如土豆、地瓜、过甜点心及糖醋食品等；易产气食物，如生萝卜、洋葱、生葱、生蒜、蒜苗、过多蔗糖等；生冷食物，如冷饮、冷拌菜等；难消化食物，如腊肉、火腿、香肠、蚌肉等；强烈调味品，如胡椒粉、咖喱粉、辣椒油、芥末等。

7. 食物必须切碎煮烂

烹调方法可选用蒸、煮、氽、软烧、烩、焖等，不宜用油煎、炸、爆炒、醋熘、冷拌等方法加工食物。

8. 十二指肠溃疡适宜睡前加餐，可减少饥饿性疼痛，有利于睡眠。

9. 特殊情况

（1）消化性溃疡急性发作期

饮食治疗原则是少量多餐，吃流质饮食，以蛋白质和糖类为主，选用宜消化而无刺激性的食物。可进食全脂牛奶、浓米汤、蒸蛋羹及淡藕粉等。

（2）溃疡合并出血

溃疡合并出血主要表现为柏油样便，如伴有腹痛、头晕、心慌等不适时应禁食观察，待停止出血12～24小时后方可给少量冷流质饮食。食物要少，温度要低，如给予冷牛奶每小时100mL。若病情稳定，可逐渐增加米汤、蛋羹、豆腐、鲜果汁、蜂蜜水等食物，限制使用鱼汤、鸡汤、肉汤、浓茶、酒及含酒精的饮料。随病情好转可逐渐过渡到少渣半流及软食。

（二）食谱举例

1. 一日食谱（适用于溃疡病情稳定，自觉症状明显减轻或基本消失者）

早餐：烂面片，蒸蛋羹。

上午10时：适量小笼包，一杯牛奶。

午餐：面条，清蒸鲈鱼。

下午4时：苹果或桃。

晚餐：软米饭，冬瓜氽肉丸子。

2. 推荐食疗食谱举例

【莲子粥】

莲子粥（图 3 - 8）。

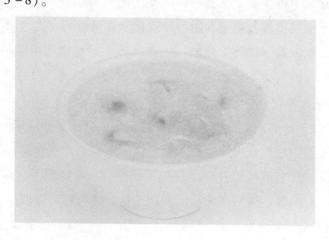

图 3 - 8　莲子粥

［食材］莲子 30g、大米 100g。

［制作方法］按常法煮粥。

［用法］每天食用，连续服 1 个月。

［功效］适用于脾胃虚弱型溃疡病。

【山药粥】

山药粥（图 3 - 9）。

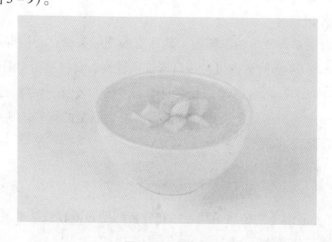

图 3 - 9　山药粥

［食材］山药 100g，粳米 100g。

［制作方法］按常法一起煮成粥。

［用法］每天 1 剂，分 3 次饮服。

［功效］适用于脾胃虚弱型溃疡病。

【银耳红枣粥】

银耳红枣粥（图 3 – 10）。

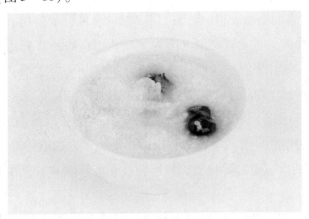

图 3 – 10　银耳红枣粥

［食材］银耳 20g，红枣 10 枚，糯米 150g。

［制作方法］按常法煮粥。

［功效］用于脾胃虚弱型溃疡病患者。

二、炎性肠道疾病的营养与膳食

炎性肠病是一种特殊的慢性肠道炎症性疾病，主要包括克罗恩病和溃疡性结肠炎。患病者由于肠道无法正常吸收进食的糖类、蛋白质、脂肪、维生素及多种微量元素等营养素，加上肠道炎症及药物刺激造成食欲不佳，所以患病者常伴随着不同程度的营养不良，甚至影响患者的正常生长发育。所以营养支持对炎性肠病症状缓解及促进炎症的愈合有重要的作用。

（一）饮食营养指导

1. 克罗恩病

急性期，必须使肠道休息并采用肠外营养，同时使用药物治疗。待 1 ~ 2 周后症状减轻，可辅以少量流质饮食。肠道炎症症状减轻后，可给予少渣流质饮食。恢复期消化道症状消失后，可食用少渣软食。4 周后逐渐改为普食。如无法接受全膳食时，可通过鼻饲给予要素饮食。

2. 溃疡性结肠炎

急性发作期给予清流质饮食，以免刺激肠黏膜。病情好转后，应食用流质饮食，逐步过渡到营养充足、无刺激性的少渣半流质饮食，恢复期可进食少渣软食。重症患者则应采用胃肠外营养支持。

3. 疾病控制期或恢复期饮食

（1）高能量高蛋白饮食，选用含蛋白质丰富的食品，如瘦肉、家禽、鱼类、蛋类及适量奶类，慎食海鲜；主食以精制米面为主，禁用粗粮；补充适当豆制品；严重腹泻者食用奶制品，宜选用煮过的牛奶、蒸发奶等。

（2）少渣低脂饮食，每天饮食中脂肪摄入应限制在 40g 以下，不宜吃过多油腻食物，如熏肉、红肉、烤肉、黄油和其他动物油等；少吃粗纤维食物，如韭菜、芹菜、白薯、萝卜等；少用茎、叶类蔬菜，可食用根块类蔬菜，如山药、土豆、胡萝卜等。

（3）补充丰富的维生素和矿物质，特别需补充足量的 B 族维生素，以及铁和钙等矿物质和微量元素。

（4）补充水分，每天饮水 1200～1600mL，若有腹泻失水过多者，可饮糖盐水或静脉补液治疗。

（5）少量多餐，每日进餐 4～5 次，避免过饥或过饱。

（6）严格戒烟禁酒，烹饪时尽量使用橄榄油或菜籽油，烹调以煮、烩、蒸等方式为主，禁用油炸、油煎等烹调方法；不要选用浓味调料。

（二）食谱举例

1. 急性活动期一日食谱

早餐：100mL 牛乳，加入 5g 糖或蜂蜜；50mL 豆浆；100mL 苹果澄清汁。

上午点心：6 瓣罐头橘子。

午餐：200g 鸡汤面，半片白面包，放上煮熟的鸡蛋切片，抹上清淡味的蛋黄酱。

下午茶：3 片咸饼干；100mL 葡萄汁。

晚餐：100g 左右鳕鱼；50g 煮熟的去皮西葫芦加少量盐；50g 苹果泥。

夜宵：2 片精白面粉做的咸饼干，每片抹 1 勺花生酱；50mL 苹果汁。

2. 疾病开始好转时一日食谱

早餐：150mL 酸奶，加入 5g 糖或蜂蜜，加 50mL 豆浆；1 个去皮的成熟李子。

上午点心：半片白吐司面包，抹上 10g 花生酱。

午餐：100mL 蔬菜浓汤，用水稀释后向一个方向搅拌至均匀；半片白吐司面包加金枪鱼沙拉；200mL 西瓜汁。

下午茶：100g 去皮的鸡胸肉煮熟后，蘸酱油和生姜粉调成汁。

晚餐：100g 左右鱼肉；100g 土豆泥；100g 青豆罐头；50g 香草蛋糕。

夜宵：50g 烤松饼，加 10g 花生酱；100g 苹果泥。

3. 缓解期一日食谱

早餐：煎蛋卷，卷上少量去皮西葫芦和去籽去皮西红柿；1 片白吐司加黄油和果冻；200mL 西柚汁。

午餐：火腿肉三明治，半个橘子（白色膜剥干净）。

晚餐：100g 南瓜泥，100g 煮熟鸡胸肉，100g 白米饭，低脂酸奶 150mL。

（三）食疗食谱举例

【板栗炖鸡】

板栗炖鸡（图 3 – 11）。

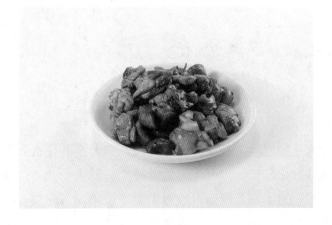

图 3 – 11 板栗炖鸡

［食材］母鸡一只，板栗数个，生姜、料酒、葱适量。

［制作方法］母鸡去内脏洗净切块，与板栗一同放入锅中炖煮，再逐步加入生姜、料酒、葱等，2 小时后出锅即可食用。

［功效］恢复脾胃功能，改善各种症状，有助于慢性肠炎的治疗。

【冬虫夏草汤】

［食材］上等冬虫夏草。

［制作方法］冬虫夏草切碎后放入锅中加水煮，直到汤汁颜色逐渐变深，即可关火服用。

［功效］改善脾胃虚弱、肾阳虚衰、肝气乘脾、瘀阻肠络等现象。

【香菇粥】

香菇粥（图 3 – 12）。

［食材］小米，香菇。

［制作方法］小米洗净放入锅中加入适量的水用大火煮沸，放入香菇，待香菇煮熟即可食用。

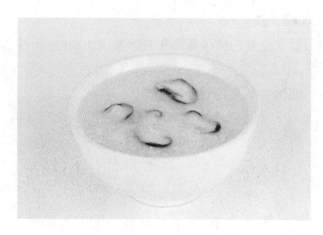

图 3 – 12　香菇粥

［功效］缓解气虚现象和各种胃部不适。

三、肝硬化的营养与膳食

肝硬化是临床常见的慢性进行性肝病，我国以病毒性肝炎所致的肝硬化多见。大部分患者可无症状或症状较轻，也可伴有食欲较差、消化功能下降等症状。但由于肝功能受到损害的程度轻重不一，因而对饮食的要求也不同。通过合理营养，可利于恢复肝细胞功能和稳定病情。因此，妥善安排患者的饮食，保证营养的摄入，在肝硬化治疗过程中起到举足轻重的作用。

（一）饮食营养指导

可采用"三高一适量"膳食，即高热量、高蛋白、高维生素、适量脂肪的膳食。

1. 供给足够的热量

肝硬化患者的热量供给要高于普通人，充足的热量可减少机体对蛋白质的消耗，以减轻肝脏的负担。

2. 根据病情调整蛋白质的供给量

初期应给予高蛋白饮食，选用供给优质蛋白质 50g/d，一周后若无不良反应，每周递增 10～15g 蛋白质；对于有顽固性腹水患者，食欲减退时可以采用要素饮食或肠外营养补充蛋白；如出现肝功能衰竭或肝昏迷先兆，应限制蛋白质的供给，将蛋白质降至 25～35g/d，以免加重患者病情；出现肝昏迷时应禁食蛋白。

3. 多食含维生素丰富的食物

B 族维生素有保护肝细胞及防止脂肪肝的作用，富含 B 族维生素的食物有瘦肉、燕麦、蛋、奶、绿色蔬菜等食物；维生素 C 可促进肝糖原的形成，有促进代谢和解毒的作用；肝硬化合并贫血时，应适当补充维生素 B_{12} 和叶酸；有凝血障碍的患者，可多食含维生素 K 丰富的食物，如花椰菜、卷心菜、花生油等；维生素 E 有抗氧化和保护肝细胞作用，也应适量补充。

4. 脂肪摄入量不宜太高

脂肪以每日摄入 40～50g/d 为宜。肝脏有病变时，影响脂肪的消化和吸收，但脂肪过少会影响脂溶性维生素的吸收和菜肴的品味，降低食欲，故不应过分限制，而应选择易消化的植物油，对肝硬化有较为良好的作用。

5. 肝硬化患者应给予高糖饮食

每日可供给糖类 300～450g。如果患者不能过多进食，可口服甜鲜果汁、糖藕粉、蜂蜜、果酱等甜品糖原，必要时可由静脉补充糖分。

6. 有腹水、水肿症状的患者，应严格限制钠和水的摄入

每日低盐饮食，摄入钠盐在 500～800mg，水应限制在 1000mL/d 左右；如果有显著性低钠血症、严重水肿时，宜给予无盐饮食，限制钠在 500mg/d，水在 500mL 以内。

7. 肝硬化患者需注意锌的补充

在饮食中增加含锌量高、易吸收的动物性食品，如鲜牡蛎、牛肉、鲜虾、羊肉和牛、羊肝、蛋黄。肝硬化患者常有贫血，也应注意铁的补充。

8. 清淡饮食

忌用辛辣刺激性食品或调味品、酒精饮料等，以减轻肝脏的负担。避免一切生、硬、脆、粗糙的食品，如带碎骨的肉或鸡、带刺的鱼块、含食物纤维多未经处理的蔬菜（如芹菜、韭菜、黄豆芽等）。食管或胃底静脉曲张患者应以细软少纤维、少刺激性、少产气、易消化的软食或半流质饮食为主，防止曲张血管破裂出血；出现上消化道出血时应严格禁食。

9. 食物烹调方法多样化

宜采用蒸、煮、炖、烩、熬等烹饪方式，将食品制备柔软、易消化。忌食用煎、炒、炸等坚硬刺激性食物。

10. 少量多餐

每日进餐 4～5 次。如伴有便秘，可多食香蕉、蜂蜜、芝麻等，以保持大便通畅，防止发生肝昏迷。

（二）食谱举例

1. 一日食谱举例

【食谱一】全日用油 25g，食谱含热量 2422kcal。

早餐：大米粥（大米 50g），豆沙包（面粉 50g、豆沙 25g），煮鸡蛋（50g）。

111

加餐：甜牛奶（鲜牛奶 250mL、白糖 10g），苹果 150g。

午餐：大米饭（大米 150g），烧带鱼（带鱼 200g），素炒油菜（油菜 150g）。

加餐：冲藕粉（藕粉 30g、白糖 10g）。

晚餐：大米饭（大米 150g），烧鸡块（鸡块 100g），西红柿炒豆腐（西红柿 100g、豆腐 50g）。

【食谱二】全日烹调用油 25g，食谱含能量 2272kcal。

早餐：大米粥（大米 50g），馒头（面粉 75g），肉松（猪肉松 15g）。

加餐：牛奶（鲜牛奶 200mL），苹果 100g。

午餐：大米饭（大米 100g），茄汁鱼片（青鱼 200g、豌豆 25g），素炒油菜（油菜 150g）。

加餐：冲藕粉（藕粉 30g、白糖 10g），香蕉 100g。

晚餐：大米饭（大米 100g），炒肉片（猪精肉 50g、青椒 25g、豆腐干 50g），冬瓜西红柿汤（冬瓜 50g、西红柿 100g）。

2. 推荐食疗食谱

【山药桂圆炖甲鱼】

［食材］甲鱼 500g、山药 30g、桂圆 20g。

［制作方法］甲鱼宰杀、去肠杂、洗净，与山药桂圆肉加水煮，先用武火烧沸，后转用文火炖至肉烂。

［功效］滋阴潜阳，补阴虚，清血热，适用于肝硬化、慢性肝炎。

【花生小豆泥鳅汤】

［食材］花生仁 120g、赤小豆 120g、泥鳅 640g、陈皮 5g、盐 4g。

［制作方法］泥鳅用细盐搓擦鱼身，再用热水烫洗，去掉滑潺，刮开去肠脏和头部，用水洗净，烧热油锅，将泥鳅煎至微黄取出。花生仁用水浸透，留衣，洗净；赤小豆和陈皮用水浸透，洗净。将材料全部放入瓦煲内，加入水煲至水滚，用中火煲约 3 小时，加入细盐调味即可。

［功效］补血、养身补虚，适用于肝硬化。

【冬瓜鲤鱼汤】

［食材］冬瓜 1000g、鲤鱼 500g、白砂糖 5g、植物油 10g、料酒 10g、盐 3g、葱姜各 5g、胡椒粉 1g。

［制作方法］将冬瓜去皮，洗净，切成片；葱姜洗净，葱切段，姜切片；将鲤鱼去鳞、去鳃、去鳍、去内脏，洗净，下油锅煎至金黄色；锅中注入适量清水，加入所有材料同煮，煮至鱼熟瓜烂，挑出葱姜，用胡椒粉调味即可。

［功效］补脾益胃、清热利水。

四、胆囊炎与胆石症的营养与膳食

胆道中最常见的疾病是胆囊炎和胆石症，胆囊有储存和浓缩胆汁的作用，而胆汁可促进脂肪的消化与吸收。患者由于胆汁酸浓度比例改变和胆汁淤滞使其对脂肪的消化与吸收能力降低，此时需要合理搭配营养膳食，可对胆道疾病的恢复起到有利的作用。

(一) 饮食营养指导

(1) 急性发作期的重症患者应禁食，给予静脉营养，使胆囊休息，以利于疼痛缓解。缓解期，可适当进食时，但应避免食用脂肪和刺激性食物，根据病情循序渐进调配饮食，采用低脂肪、高蛋白质、高维生素的饮食治疗。

(2) 保证热量正常供给，疾病缓解期每日供给能量 1800~2000kcal，肥胖者应适当减少，消瘦者可酌情增加。

(3) 慢性胆囊炎患者应补充足量蛋白质，每日摄入蛋白质 80~100g。瘦肉、鸡肉、鱼、虾、豆腐及少油的豆制品都是高蛋白质和低脂肪食物。

(4) 限制脂肪摄入，避免刺激胆囊收缩以缓解疼痛。急性发作期应严格限制脂肪摄入量，每日脂肪供给应低于 20g 或禁食。病情好转时，如患者对油脂能耐受，脂肪供给可略为增加每日 40~50g。控制含胆固醇高的食品，每日摄入量应少于 300mg，重度高胆固醇血症应控制在 200mg 以内。建议食用低脂肪、低胆固醇食品，如鱼肉、鸡肉、兔肉、香菇、木耳、海带、藕、芹菜、豆芽、鲜豆类等。

(5) 适量的糖类易于消化、吸收，对胆囊的刺激比脂肪和蛋白质弱，但过量会引起腹胀。每日糖类供给量为 300~350g，适量限制单糖（如砂糖和葡萄糖）的摄入，对肥胖者应适当限制主食、甜食和糖类。

(6) 膳食纤维可促进肠蠕动，增加粪便量及排便次数，可抑制肠道内胆汁酸及胆固醇的吸收。富含膳食纤维的食物有蔬菜、水果、大麦、糙米、燕麦麸、豆类、酸奶、山楂等食物。

(7) 选择富含维生素、钙、铁、钾等的绿叶蔬菜、水果及粗粮，并补充维生素制剂和相应缺乏的矿物质。特别是维生素 K，其对内脏平滑肌有解痉镇痛作用，可缓解胆管痉挛和胆石症引起的疼痛。

(8) 少量多餐，宜选用煮、蒸、烩、炒、汆、炖、拌的烹调方法，不用油煎、炸、烤、熏的烹调方法，忌过冷过热的食物。禁酒、咖啡、浓茶、辣椒、咖喱、芥末等强烈刺激性食物。

（二）食谱举例

1. 一日食谱举例

早餐：大米粥（大米 50g），花卷（面粉 50g），酱豆腐 10g，酱甜瓜 10g。

加餐：冲藕粉（藕粉 30g、白糖 10g）。

午餐：大米软饭（大米 100g），爆鱼片（青鱼 100g、笋片 20g），炒苦瓜（苦瓜 100g）。

加餐：藕粉 50g（加糖 5g）。

晚餐：小米粥（小米 50g），发面饼（面粉 50g），肉末豆腐（瘦猪肉 20g、豆腐 100g），拌黄瓜丝（黄瓜 100g、粉丝 20g）。

全日烹调用油 25g，全日热能 1980kcal 左右。

2. 推荐食疗食谱

【黄瓜藤饮】

［食材］黄瓜藤 100g。

［制作方法］将黄瓜藤洗净后，用水煎至 100mL。

［功效］每日 1 次，清热利胆，但对虚寒者不适用。

【紫苏菊花粥】

［食材］紫苏 25g，菊花 15g，粳米 50g。

［制作方法］先将粳米煮八成熟，再将紫苏、菊花共同放入煮沸即可食用。

［功效］每日 1 次，消炎利胆。

【金橘山楂粥】

金橘山楂粥（图 3-13）。

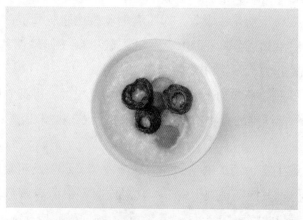

图 3-13 金橘山楂粥

［食材］金橘 50g，山楂 12g，粳米 100g。

［制作方法］先将粳米煮八成熟后，再放入金橘和山楂，煮熟软即可食用。

［功效］每日 1 次，消炎化食。

【玉米须炖蚌肉】

［食材］玉米须 50g，蚌肉 200g。

［制作方法］将玉米须和蚌肉同放砂锅内，加水适量，文火煮至烂熟。

［功效］隔日服 1 次，清热利胆。

【金钱银花炖瘦肉】

［食材］金钱草 80g（鲜品 200g），金银花 60g（鲜品 150g），猪瘦肉 600g，黄酒 20g。

［制作方法］将金钱草与金银花用纱布包好，同猪肉块一同加水浸没，武火烧开加黄酒，文火炖 2 小时，取出药包。饮汤食肉。

［功效］每次 1 小碗，日服 2 次。过夜煮沸，3 日内服完。清热解毒，消石。适用于胆囊炎与胆管炎，预防胆结石。

五、胰腺炎的营养与膳食

胰腺分为外分泌腺和内分泌腺两部分。外分泌腺分泌消化液，内分泌腺分泌胰岛素，不规律的饮食习惯及大量饮酒使胰腺炎发病率逐渐增加，胰腺炎是较为严重的消化道疾病。严格控制饮食、科学配餐、调整饮食习惯可以减轻对胰腺的刺激，促进胰腺恢复。

（一）饮食营养指导

（1）胰腺炎急性发作期初期，应严格禁食水。通常在 3～5 天后，患者腹痛明显减轻、肠鸣音恢复、血淀粉酶降至正常时，可进食无脂高糖类，如果汁、藕粉、米汤、菜汁、绿豆汤等食物。禁食牛奶、豆浆、浓肉汤、鱼汤、蛋黄等食物。病情稳定后，可改为低脂肪半流食。

（2）供给充足的能量，能量来源主要供给糖类，每日可供给 300g 以上，占总能量的 70% 以上为宜，可食用藕粉、米、面、燕麦、蔗糖、蜂蜜等。

（3）限制脂肪的摄入，每日供给 30～40g，病情好转后每天可增至 40～50g。可采用奶油、椰子油等，此类脂肪无须脂肪酶即可吸收。

（4）每日蛋白质供给 50～70g 为宜。注意选用含脂肪少、高生物价蛋白食品，如脱脂奶、豆腐、瘦牛肉、鸡肉、鸡蛋清、鱼、虾等。

（5）慢性胰腺炎患者多伴有胆道疾病或胰腺动脉硬化，每天胆固醇供给量不宜超过 300mg。

（6）选用富含 B 族维生素和维生素 A、维生素 C 的食物，特别是维生素 C，每日应供给 300mg 以上，必要时给予口服片剂补充。

（7）严格禁酒，忌用化学性和机械性刺激的食物。限制味精用量；禁用含脂肪多的食物，如油炸食品；忌食萝卜、黄豆、豆芽，以及肉汤、鸡汤、鱼汤和各类油腻的、易引起胀气并增加胰腺负担的食物。

（8）少量多餐，每日 4～5 次，避免过饱和暴饮暴食。

（二）食谱举例

1. 一日食谱举例

早餐：小米粥（小米 50g），馒头（面粉 75g），煮鸡蛋 1 个（鸡蛋 50g），拌黄瓜（黄瓜 50g）。

加餐：苹果 1 个（苹果 200g）。

午餐：米饭或馒头（大米或面粉 100g），肉末油菜（瘦肉末 50g、油菜 100g），素炒豌豆苗（豌豆苗 100g）。

加餐：桃子 1 个。

晚餐：大米粥（大米 50g），发糕（面粉 75g），炒豆腐（豆腐 100g、西红柿 50g）。

加餐：稀藕粉（藕粉 30g）。

全日烹调用油 20g，盐 6g。

2. 推荐食疗食谱举例

【双姜粥】

双姜粥（图 3－14）。

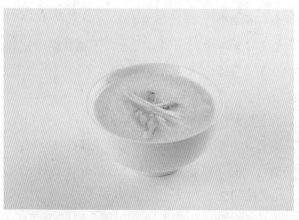

图 3－14　双姜粥

［食材］干姜 3g、高良姜 3g、粳米 50g。

［制作方法］将干姜和高良姜洗净，切成小块，一起加水煎煮，然后去渣取汁，

再把洗净的粳米放进药汁中煮成粥即可。

【拌茄泥】

拌茄泥（图 3 - 15）。

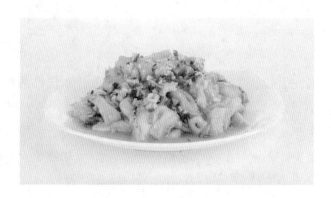

图 3 - 15　拌茄泥

［食材］茄子 250g、芝麻酱 10g、盐 5g、香油 5g、酱油少许。

［制作方法］将茄子洗净，削皮，放在锅中隔水蒸熟，然后取出，拌酱油、香油、盐，搅拌均匀即可食用。

【山药银耳粥】

山药银耳粥（图 3 - 16）。

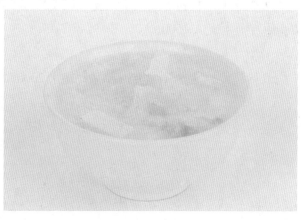

图 3 - 16　山药银耳粥

［食材］银耳，山药，燕麦片。

［制作方法］银耳用凉水提前 2 个小时泡发，洗净撕成小片，锅中加 2000mL 水，放入银耳小火慢炖 40 分钟。山药洗净去皮切段，放入锅中，继续小火慢炖 15 分钟，待山药炖绵软加入易熟的燕麦片，煮 3 分钟左右即可。

第三节 呼吸系统疾病

一、支气管炎的营养与膳食

支气管炎是由炎症引起的呼吸道疾病，表现分为急性和慢性两种。急性支气管炎通常发生在流行性感冒之后，可有鼻塞、咽痛、低热、咳嗽及背部肌肉疼痛等症状。慢性支气管炎多是由于长期吸烟所致，可有呼吸困难、喘鸣、阵发性咳嗽和黏痰等症状。除了控制呼吸道炎症，饮食上供给足够热能、蛋白质和维生素，以增加机体的抵抗力，从而减少反复感染的机会。

（一）饮食营养指导

1. 饮食调整

供给高热能、高蛋白、易消化吸收的食物，高蛋白、高热能饮食有利于支气管受损组织的修复，蛋白质应以动物蛋白和大豆蛋白为主，少量多餐，每天5~6餐。

2. 补充足够的维生素

特别是维生素 A 和维生素 C，有利于支气管上皮细胞的修复，改善气管通气状况。每天补充维生素 C 100mg、维生素 A 1500μg。

3. 补充水分

大量饮水有利于痰液稀释，急性支气管炎患者每日饮水 2000mL 以上。

4. 提高免疫力

菌类（如木耳、灵芝、香菇等）能提高机体的抵抗力。长期食用可预防慢性支气管炎的急性发作。

5. 止咳化痰

蔬菜中的萝卜、冬瓜、丝瓜、藕等，水果中的梨、枇杷等均有止咳化痰的功效，日常生活中可多选用。

6. 控制奶类食品

奶类食品易使痰液变稠，使感染加重。

7. 忌刺激性食物

过冷、过热、辛辣的食物等均可引发阵发性咳嗽，不利于病情的改善与控制，应尽量避免食用。

（二）食谱举例

1. 推荐一日食谱

早餐：绿豆粥（绿豆 15g、大米 50g），面包或馒头（面粉 50g），葱花炒鸡蛋（鸡蛋 50g）。

午餐：米饭（大米 150g），红烧鱼（鲤鱼 150g），醋熘土豆丝（土豆 100g），西红柿鸡蛋汤（西红柿 50g、黄瓜 50g、鸡蛋 50g）。

加餐：水果 1 个（鸭梨 200g）。

晚餐：米饭（大米 100g），香菇菜心（香菇 15g、菜心 100g），鸡片炒双色萝卜（鸡片 50g、萝卜 50g、胡萝卜 50g），白菜虾皮汤（白菜 50g、虾皮 5g）。

2. 推荐食疗食谱

【银耳百合雪梨汤】

银耳百合雪梨汤（图 3 - 17）。

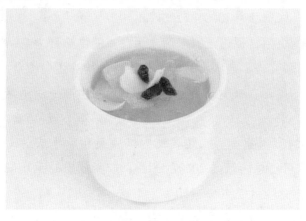

图 3 - 17　银耳百合雪梨汤

［食材］银耳、雪梨、百合、蜂蜜少许。

［制作方法］银耳用水泡发，洗净并撕成小碎块；雪梨洗净去核，切块，将银耳雪梨一同放入砂锅中煮 30 分钟，放入百合再煮 10 分钟即可。食用时放入适量蜂蜜调味。

［功效］养阴润肺止咳。

【荸荠蛋花汤】

［食材］鸡蛋、荸荠、香油、盐少许。

［制作方法］将鸡蛋打在碗里，用筷子打散。荸荠洗净削皮切碎，加水大火煮沸，转小火煮 10 分钟，然后加入打好的蛋花略煮即可熄火，滴上几滴香油、适量盐即可食用。

［功效］清热解毒、利尿。

二、慢性阻塞性肺疾患的营养与膳食

慢性阻塞性肺疾病（COPD）是以慢性弥漫性的不可逆气道阻塞为特征的一组疾病。60% 的 COPD 患者存在不同程度的蛋白质能量营养不良。营养不良可诱发肺部感染、低蛋白血症常加重肺水肿，常见的电解质紊乱如低磷血症、低钾血症等也会进一步加重呼吸功能紊乱。

（一）饮食营养指导

（1）少量多餐，每餐不宜过饱。过饱使胃容积增加，膈肌上抬，肺舒张受限，加重呼吸负担。每日进食 4~5 餐，每餐间隔 2~3 小时。

（2）供给充足的热能，纠正营养不良。能量供给按 30~35kcal/（kg·d），症状较轻时，每日的总能量 2000kcal；中度营养不良需适当降低能量为 1600~2000kcal；重度营养不良要限制总能量为 1000~1200kcal。

（3）增加蛋白的供给，促进正氮平衡。蛋白质的供给量为 1~1.5g/（kg·d），因 COPD 患者蛋白质分解亢进，故为促进合成代谢应供给高蛋白饮食。

（4）降低糖类的摄入，减少二氧化碳（CO_2）的生成。适量减少谷物类主食，如红薯、土豆等。

（5）提高脂肪的摄入比例。脂肪在体内彻底氧化后生成的 CO_2 最少，稳定期的 COPD 患者脂肪供给可占总能量的 20%~30%；应激状态时采用肠内营养的患者，其脂肪的供给可增加至总能量的 40%~50%。

（6）忌烟、酒，补充维生素及微量元素。食用富含维生素 A 和 C 的食物，如动物肝脏、水果蔬菜等，食用含钾和镁丰富的食物如豆类和粗粮等。

（7）给予易消化、营养丰富的食物，避免辛辣刺激、过热、过凉的食物。

（8）膳食医嘱可采用软饭；呼吸机辅助呼吸的患者可经鼻胃管鼻饲匀浆膳等营养制剂摄入能量。

（二）食谱举例

1. 一日食谱举例

早餐：花卷（面粉 50g），酸奶（酸奶 250mL），蒸鸡蛋（鸡蛋 50g）。

午餐：胡萝卜烧肉（胡萝卜 150g、瘦肉 75g），白油冬瓜（冬瓜 100g），软米饭（稻米 50g）。

晚餐：清蒸鲫鱼（鲫鱼 150g），糖醋莲白（卷心菜 250g），软米饭（稻米 50g）。

加餐：苹果（250g）。

全天烹调植物油 25g，食盐 6g（注：本食谱可提供能量约 1530kcal；蛋白质约 75g、供能比 20%；脂肪约 48g、供能比 28%；糖类约 199g、供能比 52%）。

2．推荐食疗食谱

【核桃百合粥】

核桃百合粥（图 3 – 18）。

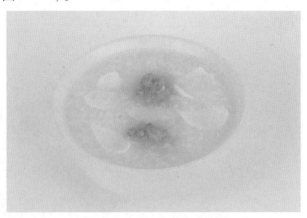

图 3 – 18　核桃百合粥

［食材］核桃仁 20g，百合 10g，粳米 100g。

［制作方法］百合洗净稍浸泡，核桃洗净切碎，一起加入锅中煮成粥即可。

［功效］养阴润肺、滋补肝肾、补中益气，每日早晚服用。

【川贝雪梨猪肺汤】

［食材］猪肺 120g，川贝母 9g，雪梨，冰糖少许。

［制作方法］

猪肺洗净切片，放开水中煮 5 分钟，再用冷水洗净。将川贝母洗净打碎。雪梨连皮洗净，去蒂和梨心，梨肉连皮切小块。将食材全部放入沸水锅内，文火煮 2 小时，调味后随量饮用。

［功效］润肺化痰止咳。

三、哮喘的营养与膳食

哮喘，即支气管哮喘，是一种慢性气道疾病，以气道出现慢性炎症反应为主要特征。临床表现为反复发作的喘息、气急、胸闷或咳嗽等症状，常在夜间及凌晨或是接触过敏原后发作或加重，多数患者可经治疗后缓解。

（一）饮食营养指导

1. 高蛋白食物易引起过敏反应，如牛奶、鱼、虾、蟹等，应尽量避免食用。记录明确食用后导致过敏症状的食物，饮食中注意避免采用。

2. 除了致敏食物，还应丰富食物的供给，加强营养，保证各种营养素的供给量，以提高机体的免疫功能。

3. 尽量避免刺激性食物，戒烟忌酒。

（二）食谱举例

1. 一日食谱举例

早餐：银杏粥（银杏肉5g、粳米60g），萝卜饼（白萝卜25g、面粉25g），蒸鸡蛋（鸡蛋50g）。

午餐：米饭（大米50g），小白菜（小白菜300g），胡萝卜烧肉（胡萝卜150g、瘦肉75g）。

加餐：梨（200g）。

晚餐：米饭（大米50g），黄瓜萝卜熘豆腐（豆腐150g、猪瘦肉120g、白萝卜、黄瓜各半根），枇杷果炖莲藕（枇杷果5个、莲藕100g）。

2. 推荐食疗食谱

【贝母冬瓜汤】

［食材］冬瓜，川贝母，盐、鸡精少许。

［制作方法］冬瓜去皮切成厚片，川贝母加入适量的高汤上笼蒸半个小时，取出倒入到锅中，加入适量的冬瓜片、精盐及鸡精粉，待冬瓜片熟透即可。

［功效］养阴清热、敛肺化痰。

【杏仁薄荷粥】

杏仁薄荷粥（图3-19）。

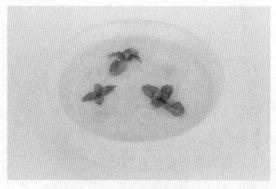

图3-19 杏仁薄荷粥

［食材］杏仁 30g（去皮尖），鲜薄荷 10g，粳米 50g。

［制作方法］将杏仁放入沸水中煮到七分熟，入粳米同煮，成粥时，入薄荷，稍煮即可。

［功效］宣肺散寒，化痰平喘。

第四节　泌尿系统疾病

一、肾炎的营养与膳食

（一）急性肾炎

急性肾炎主要以链球菌感染最为常见。临床主要表现为血尿、水肿和高血压。患者几乎均有血尿和蛋白尿，水肿为早期表现，多于 2～4 周自行利尿、消肿。轻者仅晨起眼睑面部水肿，呈"肾炎面容"，重者可延及全身，压痕不明显。80% 的急性肾炎患者有高血压症状。

1. 饮食营养指导

（1）起病初期一周内需限制蛋白质的饮食，应选用生物价值高的蛋白质食物，如蛋、奶、瘦肉类。病情好转后可不再限制蛋白质的供给。

（2）有浮肿和高血压的患者，应限制食盐的摄入量，给予低盐或无盐低钠膳食。低钠膳食为每日给予食盐 2g 或酱油 10mL，限制含盐过多的食品如咸菜、腐乳、咸蛋等，不宜食用含钠高的蔬菜、加碱或苏打粉的馒头、挂面、饼干等。还应限制食用含钾丰富的食物，如牛肉、鸡肉、韭菜、芹菜、油菜、马铃薯等。

（3）水的摄入量按尿量的多少及患者的浮肿情况调整。病情较轻者可适当减少入液量。当患者出现严重浮肿或少尿时，每日入液量应限制在 1000mL 内。

（4）因肾炎患者需卧床休息，故能量不需过高，摄入为每日每千克体重 25～30kcal。

（5）每日膳食中应食用富含维生素的食物，尤其是富含维生素 C 的蔬菜和水果，每日应摄入维生素 C 量约 300mg。

（6）磷的摄入量不超过 600mg/d（1g 蛋白质含 15mg 磷）。磷广泛存在于各类动植物中，如瘦肉、蛋类、鱼类、干酪、蛤蜊、动物肝、肾、鱼子中磷含量较高，以及干豆类、坚果、花生、海带、芝麻酱等食物中含量也很高。

2．食谱举例

（1）一日食谱

早餐：白米粥（大米 50g），糖包（面粉 50g、白糖 10g）。

午餐：菠菜鸡蛋汤（菠菜 50g、鸡蛋 50g），米饭 100g。

加餐：苹果 100g。

晚餐：红烧茄子（茄子 250g），馒头 100g，糖拌西红柿（西红柿 200g、白糖 25g）。

加餐：鸭梨 100g。

（2）推荐食疗食谱

【鲤鱼赤小豆汤】

［食材］鲤鱼 1 条（约 100g），赤小豆 50g。

［制作方法］将赤小豆加水煮至熟透，然后将鲤鱼放入，再煮一会，喝汤吃肉。

［功效］适用于急性肾炎尿少、水肿患者。

【冬瓜粥】

冬瓜粥（图 3－20）。

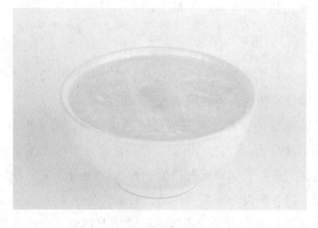

图 3－20　冬瓜粥

［食材］连皮新鲜冬瓜 90g，粳米 50g。

［制作方法］冬瓜切成小块与粳米同放入锅中，加水 500mL，煮成稀粥。

［功效］适用于急性、慢性肾炎双足浮肿，甚至全身浮肿、纳差、五心烦热、身热不畅、小便赤涩、尿液黄浊、舌苔黄者。有利于消肿、清热解毒、降血压之功效。随意服用，日服 1 剂，10～15 天为 1 个疗程。

【赤豆冬瓜大蒜烧黑鱼】

［食材］新鲜黑鱼 1 条（1kg 左右），冬瓜 500g（带皮），赤小豆 6g，大蒜 6 个。

［制作方法］去除黑鱼的鳞屑和肾脏，冬瓜带皮切块，赤小豆、大蒜一起加入清水适量，不加盐和味精，煮熟后食用。

［功效］有助消除水肿。

（二）慢性肾炎

慢性肾炎主要临床表现为蛋白尿、血尿、高血压、水肿。大部分慢性肾炎并非由急性肾炎迁延而来。

1. 饮食营养指导

（1）尿蛋白丧失 1～2g/d，可给一般饮食，补充蛋白，只需略限食盐。注意防止长期高蛋白饮食会增加肾脏负担，造成肾功能恶化。

（2）慢性肾炎急性发作应按急性肾炎饮食治疗原则处理。

（3）高血压性肾炎应限制食盐的摄入，给予低盐或短期无盐膳食，血压恢复后，仍应以清淡饮食为主，蛋白质的摄入也应适当控制。

（4）肾功能减退者限制蛋白质的摄入量，多进食牛奶、鸡蛋等优质蛋白，可适当增加糖类的摄入量，谷类食物蛋白质生物价值一般低于豆类，但含糖较高。严重肾功能衰竭时适当限制豆类，但不必禁用。

2. 食谱举例

（1）一日食谱

早餐：一个鸡蛋，一碗粥，100g 面食。

午餐：瘦肉 100g 或者大虾一个或者鱼一条，青菜 2 种，至少包括一种绿叶蔬菜，青菜不限量，米饭一碗。

晚餐：可以吃水饺，或者 100g 淀粉样食品如馒头，青菜不限量，睡前 200mL 牛奶。

（2）推荐食疗食谱

【黑米黄豆粥】

黑米黄豆粥（图 3－21）。

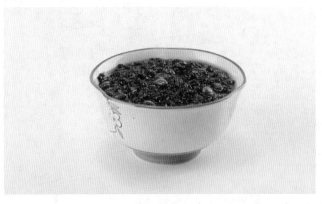

图 3－21 黑米黄豆粥

［食材］黄豆，黑米。

［制作方法］准备黄豆、黑米，浸泡后洗净，放入锅内，加入清水，煮成粥，再加入适量的糖调匀即可食用。

［功效］健脾利湿、益血补虚，解毒。

【芡实白果粥】

芡实白果粥（图3-22）。

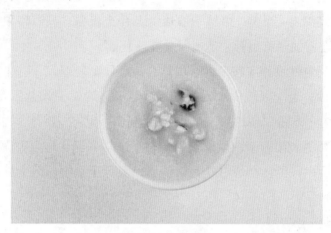

图3-22　芡实白果粥

［食材］芡实30g，白果10g，糯米30g。

［制作方法］将白果去壳，与芡实、糯米共入锅中加水熬煮成粥。

［功效］益于肾病属脾虚湿盛而见小便淋浊，尿中大量蛋白排出者，可长期服用。

【杞子核桃粥】

杞子核桃粥（图3-23）。

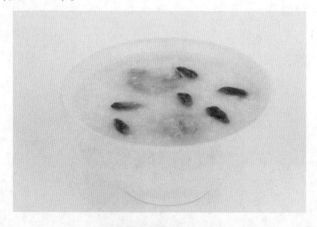

图3-23　杞子核桃粥

［食材］枸杞子30g，核桃肉20g，粳米50g。

［制作方法］一同熬成粥。

［功效］早晚食用。具有补肾健脾，消除蛋白作用。

二、肾病综合征的营养与膳食

肾病综合征是一种常见的肾小球疾病。具有"三高一低"为特征的临床综合征，其特征为大量蛋白尿、低蛋白血症、高度水肿和高脂血症。

（一）饮食营养指导

（1）肾病综合征极期（血浆蛋白小于 20g/L，尿蛋白大于 10g/24h）可适当增加饮食中的蛋白质含量，摄入高蛋白食物如新鲜鸡蛋、牛奶、精瘦肉、鲫鱼等。

（2）应限制脂肪的摄入，避免油脂，以清淡饮食为主。

（3）给予充分的能量供应，摄入足量的糖类，肥胖患者可适当减少。

（4）不同程度的水肿患者应给予少盐、无盐或少钠膳食，禁用腌制食品，少用食碱及味精。对于使用利尿剂的患者，应注意补充血钠、钾情况，防止低钠血症、低钾血症或脱水情况的发生。

（5）严重浮肿患者应限制水分摄入，并严格记录出入液量，及时调整。

（6）补充充足的维生素和矿物质，应选择富含铁及 B 族维生素和维生素 A、维生素 C 的食物，但禁止食用菠菜、竹笋、生姜，注意钙质的补充。

（二）食谱举例

1. 一日食谱举例

早餐：牛奶 200mL，鸡蛋 1 个，面包 100g。

午餐：瘦肉 100g，谷类 200g，蔬菜 500g，鲜果 100g。

晚餐：鸡蛋 1 个，谷类 100g，蔬菜 300g，鲜果 100g，牛奶 100mL。

2. 推荐食疗食谱举例

【红煨乳鸽】

［食材］乳鸽，熟青豆，熟胡萝卜，食油、葱花、姜片、黄酒、酱油、白糖、味精、水淀粉各适量。

［制作方法］将乳鸽去头、爪子和内脏后切块，用姜腌制备用。胡萝卜切成滚刀块备用。锅内放油烧至七成热时，放入鸽块炸 1 分钟，然后留少许底油放入葱花煸炒，再放入鸽块、胡萝卜和青豆煸炒，稍炒一会儿加入黄酒、白糖、酱油、姜片、清水用旺火烧开水，而后改用小火煨 5 分钟，加入味精，用水淀粉勾芡出锅。

［功效］佐餐用，每日分1~2次食用。可调养精血，滋补肾阴。适用于肾病综合征体质虚弱，长期水肿者。

【山药小麦粳米粥】

［食材］淮山药、小麦、粳米各适量。

［制作方法］山药切小丁，将小麦、粳米洗净，水开后再将小麦、粳米、山药丁倒入锅中，常搅动，待米烂汁稠即可食用。

［功效］每日2~3餐随量食用，养阴清热止渴。

【鲤鱼薏仁粥】

［食材］鲜鲤鱼250~500g，薏仁、赤小豆、盐各适量。

［制作方法］先将薏仁、赤小豆煮熟透，再加入鲜鲤鱼一起熬煮，鱼熟后加少许食盐调味。

［功效］适于肾病综合征水肿难消者。

【扶脾固肾粥】

［食材］黄芪、山药、白术、芡实、苡仁、大枣肉，粳米100g。

［制作方法］黄芪、山药、白术、芡实、苡仁、大枣肉各等份，烘干研细末，装瓶备用；用粳米煮粥，粥将熟时，加入药末30g，再煮片刻即可服用。

［功效］益肾固精。

三、肾功能衰竭的营养与膳食

（一）急性肾衰

急性肾衰主要表现为氮质血症、水、电解质紊乱和酸碱平衡失调，及时诊治可使多数患者肾功能完全恢复，延误诊治则可使病情迁延不愈，导致慢性肾功能不全，甚至死亡。

1. 饮食营养指导

（1）能量：急性肾功能衰竭患者能量补充应为30~45kcal/（kg·d）。

（2）蛋白质：以高价蛋白质为主。根据尿素生成率判断患者对蛋白质的需要量，如果患者尿素生成率<5g/d，需限制蛋白摄入，但这种治疗不能超过2周。

（3）微量元素和维生素供给：少食用含铝及嘌呤食物，避免铝中毒及痛风病。高铝饮食，如茶叶、乳酪、泡茶、发糕、以铝制容器煮食；高嘌呤饮食，如瘦肉、鸭肉、肉汁、扁豆、浓肉汤、脑类、蘑菇、内脏（肝、肾、心）、沙丁鱼、鳗鱼类、芦笋。急性肾功能衰竭者应避免补充维生素A，适量补充维生素D。血透患者常常缺乏水溶性维生素，可通过肠内外营养适量补充。少尿期尤其注意预防高钾血症和高磷血症，而多尿期、恢复期及长期肠外营养患者应预防低钾血症。

（4）盐摄入：无水肿者钠的摄入量应与排出量一致。水肿患者要限制钠摄入，同时严格控制水分的摄入，每天水分的摄入量等于前一日的尿量加上500mL。严格监测血清钾、镁、钙、磷浓度，确保其血浓度维持正常。

2. 急性肾衰一日食谱举例

少尿期（适宜短期使用）

蔗糖50g和葡萄糖50g溶于800mL开水中，加少量酸梅精或鲜柠檬汁调味。一日分8次喂食，自早8点至晚10点，每2小时喂食100mL。一日可供热能400kcal，入液量为800mL。

少尿缓解期

早餐：甜牛奶（鲜牛奶150mL、白糖10g）。

午餐：蒸嫩蛋（鸡蛋50g）。

晚餐：甜牛奶（鲜牛奶150mL、白糖10g）。

多尿期

早餐：甜牛奶（牛奶250mL、白糖10g），大米粥（大米50g）。

加餐：鲜橘汁一杯（鲜橘汁300mL）。

午餐：汤面（西红柿50g、鸡蛋1个、面条100g）。

加餐：苹果100g。

晚餐：小馄饨（肉25g、白菜100g、面粉50g），盐量视病情而定。

3. 急性肾衰食疗食谱举例

【绿豆汤】

绿豆汤（图3-24）。

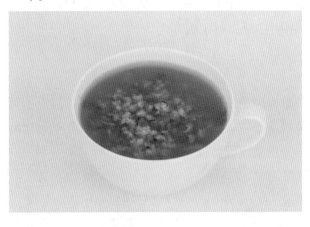

图3-24 绿豆汤

［食材］绿豆衣或绿豆60g，白糖适量。

［制作方法］将绿豆衣或绿豆煎汤，酌加适量白糖。隔日 1 次，代茶饮。

［功效］清热解毒。

【西瓜汁】

西瓜汁（图 3 - 25）。

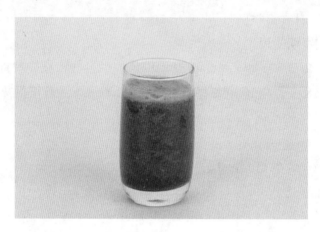

图 3 - 25　西瓜汁

［食材］西瓜，白糖适量。

［制作方法］新鲜成熟西瓜榨汁，再加适量白糖。随意饮食。

［功效］清热解毒，生津利尿，甚至对尿毒症患者有效，对各型水肿也有治疗作用。

【玉米西瓜香蕉汤】

［食材］玉米须 60g，西瓜皮 200g，香蕉 3 根，冰糖适量。

［制作方法］将玉米须、西瓜皮洗净，西瓜皮切块。香蕉去皮。将用料一齐放入砂煲内，加清水 4 碗，用文火煲至 1 碗，冰糖调味，分 2 次服用。

［功效］此汤有滋阴祛湿，利尿消肿之功。

（二）慢性肾衰

慢性肾衰是指各种原因造成的慢性进行性肾实质损害，以不可逆的肾小球滤过率下降为特征，致使肾脏功能减退，代谢产物潴留，水、电解质和酸碱平衡失调，代谢紊乱及各系统受累的一种临床综合征。

1. 饮食营养指导

（1）能量：能量供给必须充足，最好每日达 2000 ~ 3000kcal。

（2）蛋白质：主食以米、面为主，限制蛋白质入量，禁食黄豆、花生及其豆制品等含植物蛋白类食物。

（3）水、无机盐和维生素：患者无水肿、高血压、心力衰竭等症状，可不必限制液体摄入，根据病情调整膳食中钠、钾、钙、磷、镁、铁等的含量。慢性肾衰合并高血压和水肿的患者，要限制钠盐和含钠丰富的食品，必要时用无盐膳食。当使用利尿药或伴有呕吐、腹泻时，不应限钠盐。贫血是常出现的并发症，应多吃含铁丰富的食物，如菠菜、红枣等。

2. 慢性肾衰一日食谱举例

【食谱一】全天热能 1580.7kcal，蛋白质 23.3g。

早餐：甜牛奶（牛奶 250mL、白糖 15g），糖包（玉米淀粉 50g、白糖 30g）。

午餐：麦淀粉蒸饺（瘦肉 25g、芹菜 100g、麦淀粉 50g），西红柿汤（西红柿 50g、粉丝 10g）。

加餐：苹果 200g。

晚餐：煎鸡蛋（鸡蛋 50g），烙麦淀粉糖饼（麦淀粉 100g、白糖 15g），拌黄瓜（黄瓜 150g）。

【食谱二】全天热能 1900kcal，蛋白质 30g。

早餐：甜牛奶（牛奶 250mL、白糖 10g），麦淀粉饼干（麦淀粉 50g、白糖 10g）。

加餐：苹果 1 个（100g）。

午餐：蒸饺（玉米淀粉 100g、大白菜 150g、瘦猪肉 25g）。

加餐：橘子（100g），甜藕粉（藕粉 25g、白糖 10g）。

晚餐：米饭（大米 75g），西红柿炒鸡蛋（西红柿 200g、鸡蛋 50g）。

加餐：苹果（100g）。

【食谱三】全天热能 1678.4kcal，蛋白质 34.5g。

早餐：甜牛奶（牛奶 200mL、白糖 10g），麦淀粉蒸糕（麦淀粉 50g、白糖 10g）。

午餐：西红柿炒鸡蛋（西红柿 100g、鸡蛋 1 个），炒油菜（油菜 100g），蒸饭（大米 100g），麦淀粉葱花饼（麦淀粉 50g）。

加餐：鸭梨 250g。

晚餐：烙麦淀粉馅饼（瘦肉 25g、小白菜 150g、麦淀粉 50g），余小萝卜片汤（小萝卜 100g、粉丝 10g）。

3. 慢性肾衰推荐食疗食谱

【桑葚蜜膏】

桑葚蜜膏（图 3-26）。

［食材］鲜桑椹 100g（或干品 50g），蜂蜜 250g。

［制作方法］以鲜桑椹（或干品），浓煎，加蜂蜜 250g 收膏。

［功效］养血补肾，润燥养血，用于慢性肾功能不全肾阴不足、失眠烦躁者。

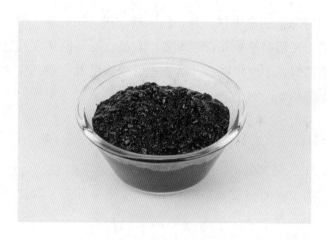

图 3 – 26　桑葚蜜膏

【山药米枣粥】

山药米枣粥（图 3 – 27）。

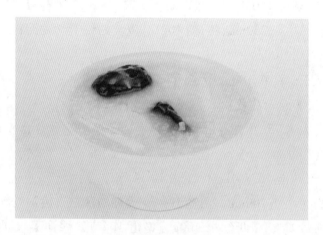

图 3 – 27　山药米枣粥

［食材］小米、大枣、赤小豆、山药（鲜）各适量。

［制作方法］小米、大枣、赤小豆、山药（鲜）加水共煮成粥，熬时加适量食碱。

［功效］补肺益肾、健脾和胃、补虚益气，适用于慢性肾功能衰竭贫血者。

【参枣汤】

参枣汤（图 3 – 28）。

［食材］人参 6g，红枣 6 枚。

［功效］以人参加红枣，共煮内服。

［功效］健脾和胃，益气健脾。适用于慢性肾功能不全患者贫血者。

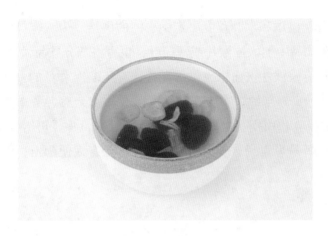

图3-28 参枣汤

四、透析患者的营养与膳食

透析治疗主要有两种方法，即血液透析和腹膜透析。透析治疗时会加剧组织蛋白和体内营养素的消耗。透析患者的膳食应考虑透析种类、透析次数、透析时间长短和病情程度及患者本人身体条件等因素，设法维持患者的营养需要，并补充被消耗的营养成分。

（一）饮食营养指导

（1）保证能量供给，能量主要从糖类和脂肪中摄取，如糖类中的白糖、水果糖、蜂蜜等，但禁食蔗糖；少吃富含饱和脂肪酸的食物，如动物油脂、肥猪肉、鸡皮等，植物油为 20～30mL。

（2）每周进行3次血液透析时，蛋白质摄入应以动物蛋白为主，如蛋清、牛奶、鱼、瘦肉、家禽等，少食植物蛋白，如谷类、各种豆类制品等。若每周血透12小时以上者，膳食蛋白质可不限，但膳食需要避免高磷、高钾的食物。含钾离子高的蔬菜有：苋菜、油菜、荠菜、花菜、菠菜、空心菜、番茄、胡萝卜、南瓜等；含钾高的水果有：枇杷、桃子、柳丁、硬柿子、橘子、香蕉、梨、西瓜、柠檬、杏、梅、甜瓜、番石榴等；日常尽量避免生食蔬菜沙拉、咖啡、浓茶、鸡精、人参精、浓肉汤等，同时避免食用低钠盐或酱油。含磷较高的食物有：奶制品、汽水、可乐、内脏类、干豆类、全谷类、糙米、全麦面包、蛋类、小鱼干等，要谨慎食用，禁食内脏、干豆、汽水、可乐。

（3）补充足够的 B 族维生素和维生素 C，可食用新鲜的蔬菜和水果，也可服用维生素 B_1、维生素 B_2、维生素 B_6、维生素 C 及叶酸等。

（4）根据尿量、血压和水肿程度决定钠、钾的供给。为减轻口渴感，应避免饮浓茶、浓咖啡，可在饮品中加入柠檬片或薄荷叶，也可将部分饮品做成冰块，含在口中。

（5）患者常伴有缺铁性贫血，应供给富含铁质及维生素 C 的食物。动物性食物铁的含量较高，是铁的良好来源，主要有动物肝脏、动物全血、畜禽肉类等；补充维生素 C，可提高铁的吸收利用率。血钙过低常见于慢性尿毒症，可给予高钙膳食。

（6）尿毒症患者易患胃炎、肠炎而有腹泻，甚至有大便隐血，因此应给予易于消化的软饭类食物。

（二）食谱举例

透析者一日食谱举例

【食谱一】

早餐：馒头（面粉 100g），青椒炒蛋（鸡蛋 50g）。

加餐：牛奶 100mL。

午餐：米饭（大米 100g），芹菜炒肉丝（芹菜 100g、猪肉 50g），熘鱼片（鱼肉 100g）。

加餐：水果（苹果或梨或西瓜等 100g）。

晚餐：白菜肉丝面（面粉 100g、猪肉 50g、白菜 100g），水煮鸡（鸡肉 50g）。

【食谱二】

早餐：饼（面粉 100g），酸奶 100g。

加餐：煮鸡蛋一个。

午餐：米饭（大米 100g），水煮鱼片（鱼肉 100g），烧南瓜（南瓜 200g）。

加餐：水果（苹果或梨或西瓜等 100g）。

晚餐：粥（大米 50g），白菜炒肉丝（猪肉 50g、白菜 200g）。

【食谱三】

早餐：花卷（面粉 50g），粥（大米 50g）。

加餐：酸奶 100g。

午餐：米饭（大米 100g），烧鱼块（鱼肉 100g），白菜炒肉丝（猪肉 50g、白菜 200g）。

加餐：水果（苹果或梨或西瓜等 100g）。

晚餐：馒头（面粉 100g），胡萝卜炒肉丝（猪肉 50g、胡萝卜 100g）。

全日烹调用油 25～30g，烹调用盐 3～4g。

第五节　内分泌与代谢疾病

一、糖尿病的营养与膳食

糖尿病是以高血糖为特征的代谢综合征。其临床表现为多尿、多饮、多食、消瘦乏力（三多一少）。饮食营养治疗是糖尿病治疗最基本的治疗措施。

（一）饮食营养指导

（1）合理控制能量摄入是糖尿病营养治疗的首要原则。肥胖者需减少能量的摄入，减少体重。

（2）糖类占总能量45%～65%。面、米等谷类主要含淀粉，糖尿病患者应按规定量食用，主食宜粗细粮搭配，土豆、山药、南瓜、红薯、白薯、藕、粉丝（条）等食物可替代部分主食食用。水果类含10%左右的糖类，吸收率较快，对血糖、尿糖控制不好的患者应禁食水果，尤其是含糖量较高的水果。蔬菜类含糖类少，纤维素量较多，可多食。

（3）脂肪占总能量的25%～30%。限制牛、羊、猪油、奶油等动物性脂肪。植物油含多不饱和脂肪酸，如豆油、花生油、芝麻油、菜籽油等（椰子油例外），可适当多用。烹饪方式应采用蒸、煮、炖、拌、卤、汆等烹调方法，少用煎、炸等方法。尽量少用或不用含胆固醇较高的食物。

（4）蛋白质摄入量按1.2～1.5g/（kg·d）计算；糖尿病患儿对蛋白质的需要量高于成人，摄入量按2～3g/kg（kg·d）计算。动物性蛋白主要来源于奶类、蛋类、瘦牛肉、瘦羊肉、瘦猪肉、禽肉，以及鱼、虾等海产品。植物性蛋白质主要来源于大豆及其制品如豆腐、豆腐干、豆浆、豆腐脑，以及大豆蛋白和谷类蛋白质如各种米、面等。

（5）糖尿病患者易并发感染或酮症酸中毒，要注意维生素及无机盐的补充。补充B族维生素，维生素B_{12}可改善神经症状。粗粮、干豆类、脂肪类、蛋类及蔬菜类含B族维生素较多。维生素E可防止因缺乏而引起的微血管病变。

（6）富含膳食纤维的食物有蔬菜、粗粮、杂粮等。糖尿病患者应保证每天的膳食纤维摄入量在25～50g。

（7）糖尿病患者进食要定时定量，一日至少进食3餐。注射胰岛素的患者，易出现低血糖及病情控制不好的患者，还应在三次正餐之间适量增加2～3次加餐，这是防止低血糖、控制高血糖行之有效的措施。

（8）糖尿病患者在血糖控制稳定（空腹血糖＜7mmol/L，餐后血糖＜8mmol/L）1～2周后才可吃水果，选用含糖量较少的水果，吃水果时也要注意定量食用，每天吃水果总量为150～200g，并且时间宜安排在两顿正餐之间作为加餐食用，而不宜在餐后立即食用；糖尿病患者调味可以食用甜味剂，但应注意当糖尿病患者出现低血糖症时，不能用甜味剂来缓解低血糖症状。

（二）食谱举例

【食谱一】全天能量为1800kcal，全天食盐5g，植物油25g。为了使营养素更加丰富，也可将晚餐的25g主食换成200g低糖水果（如草莓、梨、猕猴桃等）。

早餐：牛奶1杯（250mL），鸡蛋（50g），馒头（面粉50g），拌黄瓜（黄瓜150g）。

午餐：米饭（大米100g），青椒茭白炒鸡丝（青椒50g、茭白50g、鸡丝50g），香菇菜心（鲜香菇50g、油菜150g），蒸南瓜100g，紫菜西红柿豆腐汤（紫菜10g、西红柿50g、豆腐50g）。

加餐：苹果200g。

晚餐：薏米大米粥（薏米25g、大米25g），玉米面窝头（玉米面50g），肉末豆腐（猪瘦肉末50g、豆腐150g），拌生菜（生菜200g），素炒胡萝卜丝蒜苗（胡萝卜100g、蒜苗25g）。

【食谱二】全天能量为1800kcal，全日食盐5g，植物油25g。

早餐：牛奶（250mL），鸡蛋（50g），咸面包2片（80g），拌芹菜丝海带1碟（芹菜75g、海带50g）。

午餐：米饭100g，炒三丝（瘦肉50g、豆腐丝50g、圆白菜150g），拌黄瓜（150g）。

加餐：芦柑200g。

晚餐：玉米面发糕（玉米面75g），菠菜鸡蛋汤（菠菜100g，鸡蛋50g），清蒸鱼（草鱼100g），炒莴笋（250g）。

【食谱三】全天能量为1700kcal，全天食盐5g，植物油25g。

早餐：豆浆（250mL），煮鸡蛋（50g），全麦面包（50g），拌莴笋海带（莴笋50g、海带50g）。

加餐：梨100g。

午餐：米饭1碗（大米100g），清蒸鲳鱼（鲳鱼75g），香菇油菜（香菇20g、油菜200g），热拌豆芽胡萝卜香菜（绿豆芽或黄豆芽150g、胡萝卜25g、香菜15g），木耳豆腐汤（木耳2g、豆腐25g）。

加餐：猕猴桃 100g。

晚餐：小米粥（小米 25g），蒸老玉米（老玉米 150g），烩鸡丝柿椒丝（鸡脯肉 50g、柿椒 100g），清炒油麦菜（油麦菜 150g），五香毛豆（75g）。

加餐：酸奶 150mL，桃 100g。

推荐食疗食谱

【蚌肉苦瓜汤】

［食材］苦瓜 250g，蚌肉 100g。

［制作方法］活蚌清水养 2 天，去清泥味后取其肉，蚌肉苦瓜共煮汤，油盐调味，食用。

［功效］清热滋阴，降糖利尿。

【山药薏米粥】

山药薏米粥（图 3 – 29）。

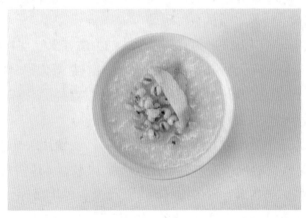

图 3 – 29　山药薏米粥

［食材］山药 60g，薏米 30g。

［制作方法］山药、薏米共煮粥食。

［功效］健脾益胃，滋补肺肾。

二、痛风的营养与膳食

痛风是由于尿酸过量产生或排出减少引起尿酸堆积在软骨、软组织、肾脏及关节处，导致高尿酸血症、痛风性关节炎等。

（一）饮食营养指导

（1）总原则是控制能量的摄入，但避免饥饿，肥胖者应节食减肥，体重减轻以每星期减少 1 ~ 1.5kg 为宜。最主要的膳食疗法就是"三低一多",即低热量、低脂肪、低嘌呤、多饮水。

（2）主食是能量的主要来源,米面搭配,以细粮为主,全天摄入以 250 ~ 300g 为宜。

（3）限制肉类和禽类的摄入,可选用鸡蛋、牛奶、干酪等食物,鸡蛋最好选用鸡蛋白,全天摄入以 100g 为宜。

（4）奶类是痛风患者最好的蛋白质来源,其中含有丰富的钙质,最好选用脱脂奶,也可饮用酸奶。

（5）要限制豆类食物的摄入,如大豆、豌豆、扁豆等,偶尔食用则全天摄入不应超过 10g。

（6）要多食用新鲜蔬菜和水果,每天可进食新鲜蔬菜 500g,水果 200g 为宜。但要注意避免食用含嘌呤丰富的蔬菜以及菌类食物等。

（7）饮食宜少盐,每天食盐量不得超过 6g。

（8）烹调用油每天不超过 20g 为宜,以植物油为主,限制动物脂肪摄入,忌食动物内脏、肥肉、各种肉汤等。烹调方法以烩、煮、炖、拌等为宜。

（9）饮水可促进尿酸的排出,可适当饮用果汁、饮料等变换口味,饮水量每天应在 2000mL 以上,禁饮啤酒。

（10）痛风急性期禁用肉类和 I、II 类食物,只能食用牛奶、鸡蛋（特别是蛋白）、精制谷类及嘌呤少的蔬菜,多食水果及大量饮水。痛风缓解期禁用 I 类食物,有限地选用 II 类食物,禁用肝、肾、心、脑、鱼子及各种肉汤等,可弃汤食肉,限制性地选用鱼、虾、蟹贝类、干豆类、芦笋、蘑菇等,其中肉、鱼、禽类每天只能食50g,也可采用水煮肉的方法,弃汤只食肉,以减少嘌呤的摄入。

I 类食物（含嘌呤高的食物）

肉类:肝、肾、心、脑及各种肉汤等,如牛肉、牛羊肝、牛舌、牛腰等;鱼类:鲤鱼、比目鱼、小虾等;禽类:鹅、鸽、鹌鹑、鸭、鸡汤等;其他:酵母等。

II 类食物（含嘌呤中等的食物）

除 I 类食物之外的肉、禽、鱼类,如羊肉、牛肚、鳝鱼、鲑鱼、螃蟹、龙虾等,此外还有贝壳类、干豆类（如干豌豆）。蔬菜包括菠菜、扁豆、芦笋、蘑菇、花椰菜、韭菜等。

III 类食物（含嘌呤较少的食物）

各种精制谷类如精白米、白面、奶类、蛋类、水果、蔬菜（除第 II 类食物中的蔬菜）,可选用瓜类如黄瓜、苦瓜及西葫芦、胡萝卜等。肉类可选用煮过弃掉汤汁的瘦肉。饮料可选用咖啡、绿茶、果汁等。

（二）食谱举例

1. 急性期食谱举例

全天烹调油15g，盐6g。

早餐：牛奶240mL，馒头50g，拌莴笋丝50g。

午餐：米饭（大米100g），西红柿烩蛋白丁（西红柿100g、鸡蛋白两个60g），清炒油菜150g。

加餐：苹果200g。

晚餐：素包子（面100g、蛋清60g、韭菜100g、粉丝20g），拌苋菜150g，青菜汤（时令蔬菜150g）。

加餐：酸奶150mL。

2. 缓解期食谱举例

【食谱一】全天烹调油15g，盐6g。

早餐：牛奶240mL，鸡蛋50g，咸面包50g，拌圆白菜50g。

午餐：米饭（大米100g），肉丝苦瓜（瘦肉50g、苦瓜100g），蒜茸木耳菜150g。

加餐：梨200g。

晚餐：西红柿鸡蛋面（面50g、鸡蛋半个、西红柿50g），馒头50g，肉丝胡萝卜丝蒜苗（猪瘦肉50g、胡萝卜100g、蒜苗25g），素炒生菜150g。

加餐：酸奶150mL。

【食谱二】全天烹调油15g，盐6g。

早餐：牛奶240mL，鸡蛋1个，馒头50g，蒜茸豇豆50g。

午餐：米饭（大米100g），肉丝蒜苗（瘦肉50g、蒜苗100g），蒜蓉油麦菜150g。

加餐：橙子200g。

晚餐：米饭（大米100g），汆丸子小白菜（肉50g、小白菜100g），清炒西葫芦150g。

加餐：牛奶240mL。

【食谱三】全天烹调油15g，盐6g。

早餐：牛奶240mL，鸡蛋1个，发糕50g，拌三丝（胡萝卜25g、莴笋25g、粉丝5g）。

午餐：水饺（面粉100g、肉50g、韭菜100g），拍黄瓜150g。

加餐：苹果200g。

晚餐：米饭（大米100g），彩椒鸡柳（鸡肉50g、彩椒100g），素烩丝瓜150g。

加餐：牛奶240mL。

3. 推荐食疗食谱

【红枣栗子粥】

红枣栗子粥（图 3 – 30）。

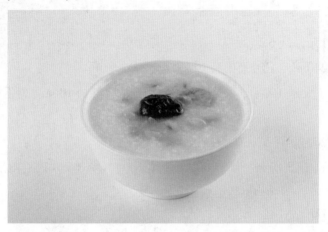

图 3 – 30　红枣栗子粥

［食材］红枣 25g，栗子 25g，粳米 100g。

［制作方法］将红枣用水泡 12 小时，然后与栗子及洗净的粳米共煮为粥。

［功效］健脾益气、补虚养身。早晚餐温热服食，常食为佳。

【木瓜粥】

［食材］鲜木瓜 1 个，粳米 50g。

［制作方法］鲜木瓜洗净，切成 4 块入砂锅，加清水煎煮 1 小时，弃渣留汁；放入洗净的粳米 50g 及清水煮成稀粥，粥熟后放入白砂糖搅匀。

［功效］平肝和胃，舒筋活络。

【红糖大枣粥】

［食材］大枣 30g，粳米 80g，红糖适量。

［制作方法］放入洗净的大枣 30g、粳米 80g 共煮粥，快熟时放入适量红糖。

［功效］补肾健脾、补血养血。宜温热空腹食用。

三、甲状腺功能亢进的营养与膳食

甲状腺功能亢进症简称甲亢，是自身免疫性疾病，表现为甲状腺肿大和突眼症、高代谢综合征。甲状腺功能亢进患者怕热、多汗、体重下降、疲乏无力、排便次数增多，甚至腹泻、心动过速及伴有神经系统等症状。甲状腺功能亢进患者消耗较大，应给予补充充足的营养，补充体力。

（一）饮食营养指导

（1）甲状腺功能亢进属于超高代谢综合征，应保证能量供给，通常较正常人增加50%～70%。避免一次性摄入过多，可适当增加餐次，除正常3餐外，另外加餐2～3次。

（2）应适当增加糖类供给量，通常占总能量的60%～70%。

（3）蛋白质供给量应高于正常人，可按每天1.5～2.0g/kg摄入。不宜多给动物蛋白质，因其有兴奋刺激的作用；脂肪供给量可正常或偏低。

（4）适当增加矿物质的供给，尤其是钾、钙和磷等，如有腹泻更应注意补充，多选用含维生素 B_1、维生素 B_2 及维生素 C 丰富的食品，适当多食一些肝类、动物内脏、新鲜绿叶蔬菜，必要时给予补充维生素类制剂。

（5）应适当限制含纤维素较多的食品，甲状腺功能亢进患者常伴有排便次数增多或腹泻等症状。所以，对含纤维较多的食物应加以限制。

（6）忌含碘食物和药物，如海带、紫菜、发菜等海产品。

（7）根据患者的膳食习惯，可选用各种淀粉类食物，如米饭、馒头、面条、粉皮、马铃薯、南瓜等；多吃各种蛋白质食物，如乳类、蛋类、肉类、鱼类等，还要保证各种新鲜蔬菜和水果的供给。

（二）食谱举例

1. 一日食谱举例

早餐：牛奶（鲜牛奶 250mL、白糖 10g），煮鸡蛋（50g），面包 75g，素炒油菜（油菜 100g）。

加餐：水果（苹果 200g），饼干 50g。

午餐：大米饭（100g），红烧牛肉（牛肉 150g），白菜炖豆腐（白菜 100g、豆腐 100g）。

加餐：冲藕粉（藕粉 50g），蛋糕 50g。

晚餐：包子（面粉 100g、瘦猪肉 50g、大白菜 200g），木须肉（瘦猪肉 30g、黄花菜 10g、木耳 5g），西红柿鸡蛋汤（西红柿 50g、鸡蛋 1 个）。

加餐：牛奶（鲜牛奶 250mL、白糖 10g）。

全日烹调用油 40g，以上食谱含热能 3059kcal。

2. 推荐食疗食谱举例

【芋头马蹄饼】

［食材］马蹄 50g，芋头粉 100g。

［制作方法］马蹄去皮切细，然后与芋头粉加水拌匀，制成饼，烤熟即可食用。

［功效］适用于甲状腺功能亢进甲状腺肿大，能化痰利湿、软坚散结。

【青柿子糕】

［食材］青柿子 1kg，蜂蜜适量。

［制作方法］青柿子去柄洗净，捣烂并绞成汁，放锅中煎煮浓缩至黏稠，再加入蜂蜜1倍，继续煎至黏稠时，离火冷却、装盘备用。

［功效］清热泻火为主，用于烦躁不安、性急易怒、面部烘热者。每日2次，每次1汤匙，以沸水冲服，连服 10～15 天。

【佛手粥】

佛手粥（图3–31）。

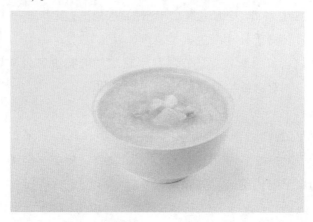

图 3 – 31　佛手粥

［食材］佛手9g，粳米60g，红糖适量。

［制作方法］将佛手用适量水煎汁去渣后，再加入粳米、红糖煮成粥即成。

［功效］调整精神抑郁，情绪改变，能够疏肝清热。

四、甲状腺功能减退的营养与膳食

甲状腺功能减退症（简称甲减）是由多种原因致甲状腺激素合成、分泌减少的一组内分泌疾病。饮食营养治疗的目的是忌用可能致甲状腺肿大的食品，以及给予一定量的碘，改善和纠正甲状腺功能。

（一）饮食营养指导

1. 补充适量碘

地方性甲状腺肿大是因缺碘所致的甲减，需适量补充，可选用适量海带、紫菜、碘盐、碘酱油或面包加碘。炒菜时应注意，碘盐不宜放入沸油中，以免碘挥发而使碘的丢失增多。生育期妇女更应注意补充碘盐，防止因母体缺碘而致后代患克汀病。

2. 忌用可能致甲状腺肿大的食品

避免食用卷心菜、白菜、油菜、木薯、核桃等食品，以免致甲状腺肿大。

3. 供给足够的优质蛋白质

每人每天供给量至少应超过20g，植物性蛋白质与动物性蛋白有互补作用，蛋白质补充可选用乳类、蛋类、肉类、鱼类，以及各种大豆制品、黄豆等，还要保证供给各种蔬菜和新鲜的水果。

4. 限制脂肪和富含胆固醇膳食

甲减患者常有高脂血症，故应限制脂肪的供给量。每天脂肪摄入量不超过总能量的20%，限用高脂肪类食品，如食油、花生米、核桃仁、杏仁、芝麻酱、五花肉、火腿、奶酪等。忌富含胆固醇的食品，如蛋黄、奶油、动物内脏和脑髓等。

5. 纠正贫血

对有贫血的患者应补充富含铁质的膳食，并供给丰富的维生素。维生素主要补充维生素 B_{12}，可食用动物肝脏纠正贫血，必要时还应供给叶酸及铁制剂等。

（二）食谱举例

1. 一日食谱举例

早餐：花卷50g，红豆沙包子50g，豆浆200mL。

中餐：玉米杂粮饭100g，红烧带鱼80g，肉末蒸蛋（肉末20g、鸡蛋50g），芹菜香干肉丝（芹菜80g、香干50g、肉丝50g），紫菜鸡蛋汤（紫菜30g、鸡蛋1个）。

晚餐：米饭100g，番茄鸡蛋（番茄50g、鸡蛋50g），滑藕片100g。

2. 推荐食疗食谱举例

【紫菜萝卜汤】

紫菜萝卜汤（图3-32）。

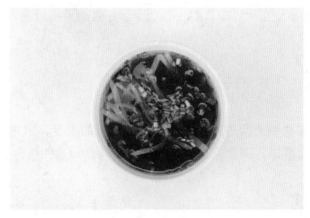

图3-32 紫菜萝卜汤

［食材］紫菜15g，白萝卜300g，陈皮6g。

［制作方法］紫菜、白萝卜、陈皮水煎煮熟，调味服食。

［功效］可用于甲状腺功能减退导致的胸脘满闷、食欲不振等症。

【红枣粥】

红枣粥（图3-33）。

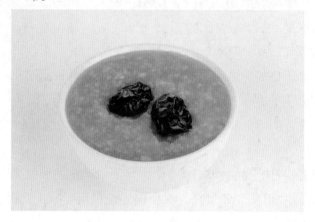

图3-33　红枣粥

［食材］大枣15颗，龙眼肉30g，粳米60g。

［制作方法］大枣、龙眼肉、粳米共煮粥。

［功效］主治甲减伴贫血，早、晚餐服食。

【当归羊肉汤】

［食材］精羊肉90～120g，当归10～15克，生姜3片。

［制作方法］精羊肉、当归、生姜同煮，食肉喝汤。

［功效］主治甲减，症见腰膝酸软、畏寒肢冷，1次/日。

第六节　外科术后的营养与膳食

一、骨折术后的营养与膳食

骨折患者需根据病情选择适当膳食，以促进骨折的康复，常用的膳食种类有高热量、高蛋白、高膳食纤维，富含维生素、无机盐及微量元素的饮食。

（一）饮食营养指导

1. 高热量、高蛋白饮食，可促进伤口的愈合

由于骨折患者蛋白质的耗损，饮食中应增加蛋白质的摄入量，尤其是优质蛋白质

食物，如牛奶、蛋类及瘦肉类等。成人每日蛋白质摄入量 2～3g/kg，儿童摄入量为 6～8g/kg。

2. 高膳食纤维饮食

适用于长期卧床患者，无消化道阻塞性病变的便秘患者。高膳食纤维食物可以使粪便软化，从而改善便秘。

3. 富含维生素的饮食

维生素可促进手术后伤口的愈合，加快康复。富含维生素的食物有动物肝脏、鸡蛋、黄油、杏干、茴香、全脂牛奶、鸭蛋、鹌鹑蛋以及新鲜的蔬菜与水果等。

4. 富含无机盐及微量元素的饮食

锌、铜、铬、铁等微量元素在创伤愈合中起重要作用。富含微量元素的食物有鱼类、瘦肉、肝、水产、海带、虾米、木耳、口蘑、小麦、绿叶蔬菜、水果（红果、葡萄）、干果（柿饼、红枣）、芝麻酱、豆类、奶制品等。同时注重钙的补充，不能在户外晒太阳的患者需补充鱼肝油滴剂、维生素 D 片或强化维生素 D 牛奶等；避免咖啡因和酒精的摄入，以防骨量减少。

5. 骨折早期的饮食

注意纠正失水、失盐。伤情严重时，供给低脂、高维生素、高铁、高钙、高钠、富含水分、清淡易消化的半流食，每日 4～5 餐。伤情较轻时，可供给普通饮食。

6. 骨折修复期的饮食

给予高蛋白、高热量、高维生素饮食。长期卧床患者应增加纤维含量高的食物，以防发生便秘。

7. 骨折后期的饮食

给予高蛋白、高脂肪、高糖类、高维生素、高钙、高锌饮食。根据老人、妇人、儿童的体质特点给予适当调整，如生长期的儿童和绝经期后的妇女，特别需要补充钙质（增加骨量）和维生素 D（促进骨吸收和骨形成）。

8. 骨折合并糖尿病患者的饮食

以能促进伤口愈合和骨折修复，又不引起血糖过高为宜。在糖尿病常规热量饮食分配的比例上稍做调整，蛋白质应为优质蛋白。

（二）食谱举例

【黑芝麻骨头汤】

［食材］猪骨 400g，黑芝麻、黑豆各 30g，枸杞子适量，鸡精、盐适量。

［制作方法］黑豆、黑芝麻洗净备用。猪骨洗净剁块，氽烫后捞起。把全部原料放入锅内，加清水适量，大火煮沸后，再用小火续炖至黑豆烂熟时，放入盐、鸡精调

味即可。

【绿豆炖大骨】

［食材］猪骨300g，绿豆150g，枸杞子、姜、葱各适量，高汤、盐、白糖、鸡油、油各适量，料酒、胡椒面各少许。

［制作方法］猪骨洗净剁块。绿豆泡发，洗净。枸杞子泡透。姜去皮切片；葱切长段；猪骨冷水入锅，煮净血水，捞起洗净。油锅烧热，下姜片、葱段炒香，加猪骨、绿豆、枸杞子、料酒、高汤，小火炖熟；去掉葱段，加盐、白糖、胡椒面，淋鸡油，再炖一会儿即可。

【黄豆猪骨汤】

［食材］鲜猪骨250g，黄豆100g，生姜、盐各适量。

［制作方法］黄豆提前用水泡6~8小时；鲜猪骨洗净，切断，置水中烧开，去除血污。锅里放入适量的冷水，放入猪骨和生姜，水开后再撇掉浮沫。加黄豆，大火煮开后，转中火煲3小时，加盐调味即可。

二、胃大部切除术的营养与膳食

胃大部切除术后由于胃容量大大减小，摄入的能量和各种营养素不能满足机体的需要，可出现胆汁反流入残胃，易发生胆汁反流性胃炎，使患者食欲下降；胃酸分泌减少和内因子缺乏，可引起铁和维生素 B_{12} 吸收障碍，因此，胃大部切除后饮食营养补充非常重要。

（一）饮食营养指导

（1）术后24~48小时严格禁食，第3~4天肠道恢复功能，待肛门开始排气后，先进食少量多餐的清流质，然后逐步改为全量流食，5~6天后进少渣半流食，7~9天后可以恢复至普通饮食。

（2）缩短流食阶段，尽早改为半流食或软饭。在供给半流食时可按干稀搭配原则配餐，可多选用肉、蛋、豆制品等，牛奶和乳制品的摄入视患者耐受力而定。如欲饮用汤汁、茶水、饮料等，宜安排在餐前或餐后0.5~1小时，以减缓残胃的排空速度。

（3）中等脂肪量、低糖类、高蛋白质。脂肪能减缓胃排空速度，术后可适量吃些油条、油饼等油炸食物。糖类对餐后血糖升高影响大，若出现反应性低血糖（多发生于餐后1~3小时），只要减少糖类进量，病情即可改善。糖类摄入禁用单糖浓缩甜食，如精制糖果、甜点心、甜饮料等。多食用优质蛋白。

（4）少量多餐，避免胃肠中蓄积过多。每餐根据患者耐受情况，由少向多循序渐进增加，进餐时细嚼慢咽，这种进餐方式可减缓过量高渗食糜倾入小肠而引起不适感，亦可增加营养摄入量，一天3次正餐，根据消化吸收的情况，另外给予2~3次的加餐。

（5）胃吻合口排空障碍。术后9~11天为吻合口水肿高峰期，食用流质饮食的患者改进食半流质，或进食难消化的食物，如花生、鸡蛋以及油腻食物后，突然发生呕吐，经禁食后，轻者3~4天能自愈，严重者可持续长达20~30天。治疗措施是禁食及给予持续胃肠负压吸引等。

（6）倾倒综合征。胃切除术后，大量高渗性食物过快地排入空肠，引起反射性腹部及心血管系统症状，临床表现为：患者进食后，特别是进食甜食后5~30分钟，患者自觉心慌、乏力、出汗、眩晕等，平卧几分钟后可缓解。预防措施是：进食应少量多餐，避免过甜、过浓的流质饮食。如若出现倾倒综合征，可改变进食的形态，以进食固态食物为主，减缓食糜进入空肠的速度，不可进食高渗的饮食，每餐结束后平卧20~30分钟可以减轻症状。

（7）低血糖综合征常发生在进食后2~3小时，表现为心慌、无力、眩晕、出汗、手颤、嗜睡，可导致虚脱。症状发生后稍进食物即可缓解。预防措施为：定时定量有规律的进餐，不但有利于消化吸收，还可预防倾倒综合征和低血糖综合征。

（8）胃大部切除后，铁主要在十二指肠吸收，由于铁吸收减少可引起贫血，需进行饮食的调整或用药物补充维生素、叶酸等，严重贫血者需进行输血治疗。

（二）食谱举例

【胡萝卜豆浆】
胡萝卜豆浆（图3-34）。

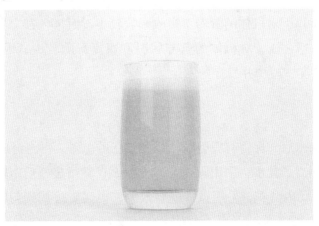

图3-34　胡萝卜豆浆

［食材］黄豆50g，胡萝卜30g，冰糖3g。

［制作方法］黄豆用清水浸泡10～12小时，洗净。胡萝卜洗净，去皮，切块。将黄豆和胡萝卜块倒入全自动豆浆机中，加水至上下水位线之间，煮至豆浆机提示豆浆做好，过滤后加冰糖搅拌至化开即可。

【番茄炒嫩玉米】

番茄炒嫩玉米（图3-35）。

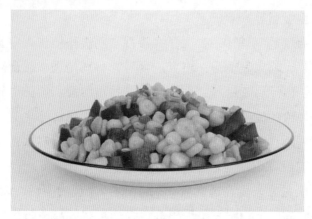

图3-35　番茄炒嫩玉米

［食材］番茄、甜玉米粒各200g，葱花、盐、白糖各3g，植物油适量。

［制作方法］甜玉米粒洗净，沥干。番茄洗净，去皮，切丁。锅置火上，倒油烧热，放入番茄丁、玉米粒炒熟，加入盐、白糖调味，撒葱花即可。

三、小肠切除术后的营养与膳食

小肠切除50%以下对机体的营养素吸收影响较小，而50%甚至70%以上的小肠切除，则会导致短肠综合征，对机体的营养状况和康复影响较大，因此，要合理膳食，改善机体的营养状况，减少并发症的发生。

（一）饮食营养指导

（1）空肠切除术后，保留有完整的回肠和结肠的患者，可经口进食。

（2）术后早期需禁食水，采用肠外营养支持，在肛门排气后，腹泻的次数与量逐渐减少后，可改为肠内营养，采用鼻饲或要素膳，再逐步过渡到匀浆饮食，最终到经口进食。

（3）胃肠道功能恢复需要一个循序渐进的过程，根据患者肠道恢复的情况，逐步增加营养供给，给予高能量、高蛋白质饮食，尽管患者吸收不良，也应逐渐增加能量给予直至足量，给予充足的能量 25 ~ 35kcal/（kg·d），蛋白质 1 ~ 1.5g/（kg·d）。

（4）回肠切除少于 100cm 且保留大部分结肠的患者，可出现胆盐诱发的腹泻，临床上应注意监测血清维生素 B_{12} 的水平，可口服或肌肉注射高剂量的维生素 B_{12} 进行补充。回肠切除 100 ~ 200cm 以上而结肠完整的患者，经肠营养可能有腹泻，应减少脂肪的摄入量。对于经口进食和通过胃肠内营养不能吸收的患者应采取胃肠外营养。在监测血清水平的情况下，给予补充钾、镁、锌等。

（5）广泛肠切除、小肠不足 60cm 或仅剩十二指肠的患者，需要无限期的胃肠外营养支持，应定期对肠道功能和体重变化情况进行评价，判断胃肠道适应能力。

（6）肠内营养初始膳食配方中食物的渗透压一定要降低，并注意补充足量的液体。含有膳食纤维的肠内营养制剂可增加肠道对水的吸收，从而减少腹泻的发生。

（二）食谱举例

【红豆燕麦小米糊】

红豆燕麦小米糊（图 3 - 36）。

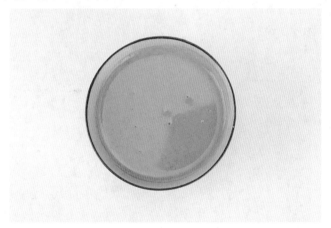

图 3 - 36 红豆燕麦小米糊

［食材］红豆 20g，燕麦片、小米各 30g，熟黑芝麻 10g，冰糖 5g。

［制作方法］红豆洗净，浸泡 4 小时。小米洗净；将红豆、燕麦片、熟黑芝麻、小米倒入豆浆机中，加适量水，按下“米糊”键，煮至豆浆机提示米糊做好，加冰糖化开即可。

【薏米南瓜粥】

薏米南瓜粥（图 3 - 37）。

［食材］南瓜 200g，薏米、大米各 50g，泡发银耳 20g，枸杞子 5g，蜂蜜 5g。

［制作方法］南瓜洗净去皮，切丁。大米、薏米、枸杞子洗净，大米泡 30 分钟，

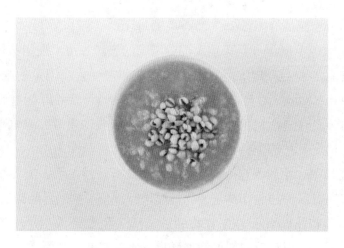

图 3 - 37　薏米南瓜粥

薏米泡 2 小时。锅置火上，加水烧开后放入薏米，转小火煮 30 分钟，加大米煮 20 分钟。放入南瓜丁和银耳，用小火继续煮 15 分钟，最后放入枸杞子再煮 5 分钟，加入蜂蜜调味即可。

【香菇炒菜花】

香菇炒菜花（图 3 - 38）。

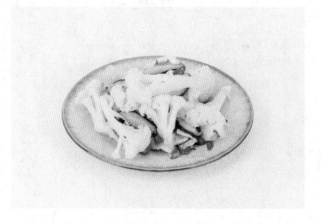

图 3 - 38　香菇炒菜花

[食材] 鲜香菇 150g，菜花 250g，葱花、姜末各 5g，盐 2g，植物油、酱油各适量。

[制作方法] 菜花掰成小块，洗净，用冷水浸泡 10 分钟后捞出沥干水，放沸水中焯烫一下，沥干水分。鲜香菇洗净，放入沸水中焯烫一下，捞出沥干水分，切成块。锅内倒油烧热，爆香葱花、姜末，放菜花翻炒，再放香菇翻炒至熟，加盐、酱油炒匀即可。

四、肝胆术后的营养与膳食

肝胆手术疾病主要是各部位的癌变与肝胆部的结石，肝胆外科患者多数会有不同程度的肝功能损害，轻者仅表现为指标的异常，重者可出现黄疸、腹水甚或肝性脑病等肝功能衰竭表现。因此，校正肝胆术后患者的饮食营养，对维护肝细胞功能、减少术后并发症、促进康复至关重要。

（一）饮食营养指导

（1）术后早期（1~2 天），肝胆手术后，常引起肝功能低下、胆汁分泌减少，患者的消化功能减弱，常伴有疼痛、食欲下降、腹胀和疲乏等症状，需要短时间内禁食（24~48h 禁食），此时应给予患者肠外营养支持。

（2）术后 2~3 天，当术后肠道功能恢复，即肛门开始排气后，可恢复经口进食，先进食少量的清流饮食，然后改为纯糖流食、低脂半流食、软食，再慢慢过渡到普通饮食，这个过程应根据患者病情循序渐进，切不可强求。

（3）给予纯素半流质饮食，可食用植物性食品，以及米粥、细切面、小面片、面包、馒头等发面蒸食；需食用含膳食纤维少的蔬菜，如冬瓜、去皮西红柿、煮熟的生菜、土豆等，尽量不食用含粗纤维较多的食物（如韭菜、芹菜、藕等），所有素菜均应切碎制软。饮食以淀粉和糖类为主，避免动物性食物，全天脂肪摄入量小于 20g。

（4）在术后恢复期，应适当增加蛋白质、维生素、低脂肪的食物。充足的蛋白质有利于修复损伤的肝脏细胞，蛋白质的补充以含脂肪低的食物为主，如鱼虾、鸡蛋白、鸡肉（去皮）、里脊肉、脱脂酸奶、豆腐及少油的豆制品、多种新鲜蔬菜水果等。

（5）烹调时应选用清蒸、清炖、煮、拌、炒、烩、焖、汆等少油的烹饪方法，全天烹调油不超过 20g。食物烹调、制作时应避免过酸、过甜、辛辣和使用刺激性调味品。

（6）肝癌术后患者应戒酒，忌食油腻、腌制、粗硬及刺激性食物，如油炸薯条、坚果、大麦、玉米、笋、整粒大豆、干辣椒、全脂奶及全脂奶粉等。禁吃对肝脏功能有损害的食物，如含有人工合成的香精、发霉的、含色素的熟食、碳酸饮料等。

（7）胆囊摘除术后至少 1 个月内，要适当限制脂肪的摄取量，根据病情的恢复情况而逐渐增加摄入量。

（8）据统计，有近 20% 的患者在 3 年内会再次复发胆石症，因此，应特别注意预防胆石症的再次复发，日常饮食中需限制脂肪摄入，勿暴饮暴食等，改善饮食习惯及生活方式是预防胆石症复发最关键的方法。

（二）食谱举例

【什锦西蓝花】

什锦西蓝花（图 3 – 39）。

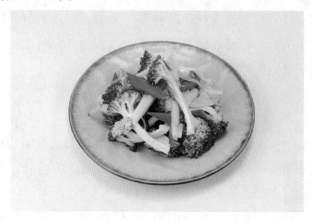

图 3 – 39　什锦西蓝花

［食材］西蓝花、菜花各 200g，胡萝卜 100g，白糖、醋各 10g，香油 1g，盐 2g。

［制作方法］西蓝花、菜花分别洗净，切成小块。胡萝卜去皮，切片；将西蓝花、菜花、胡萝卜放入开水中焯熟，晾一晾。将西蓝花、菜花、胡萝卜放入盘中，加白糖、香油、醋、盐搅拌均匀即可。

【鲫鱼冬瓜汤】

［食材］净鲫鱼 1 条，冬瓜 300g，盐、胡椒粉各 3g，葱段、姜片各 5g，清汤、料酒、植物油各适量，香菜末少许。

［制作方法］净鲫鱼洗净；冬瓜去皮、去瓤，切成大片。锅内倒油烧热，放入鲫鱼煎至两面金黄出锅；锅内倒油烧热，放姜片、葱段煸香，放鲫鱼、料酒，倒入适量清汤大火烧开，开锅后改小火焖煮 3 分钟，加冬瓜煮熟后，加盐、胡椒粉，撒香菜末即可。

五、口腔颌面术后的营养与膳食

口腔颌面部疾病会造成进食困难或吞咽困难，导致摄入不足，从而引起营养不良。营养不良最多见的是蛋白质能量营养不良，蛋白质缺乏可降低机体的免疫功能，伤口愈合减慢，增加合并感染的机会。因此，术后合理的营养膳食治疗尤为重要。

（一）饮食营养指导

（1）供给充足的能量和均衡的营养。能量供给 25～35kcal/（kg·d），蛋白质 1～1.5g/（kg·d），供给充足的多种维生素及微量元素。能经口进食者先给予口腔流质饮食，如牛奶、蒸鸡蛋羹、肉糜、米糊、红枣银耳羹、果汁、绿豆汤、藕粉等易吞咽的食物；不能经口进食者，可先采用鼻饲匀浆膳或肠外营养，逐渐过渡到口腔半流饮食和口腔软食。

（2）普通口腔颌面外科手术在术后 12 小时内进食，12 小时后给予流质饮食，第 3～4 天后给予半流质饮食，第 5 天后给予软饭。为预防术后出血，应注意给予温凉饮食，食物温度不能超过 40℃。

（3）扁桃体、口腔黏膜手术后不宜用蛋花汤类食物，以免蛋花类食物残留于或粘到口腔、牙床上，引起手术切口感染。

（4）口腔及食道手术进流质或半流质饮食，食物温度不宜超过 40℃，根据恢复情况逐步改为普通饮食。若不能经口进食，则应采用鼻饲饮食，鼻饲液可选用匀浆膳或肠内营养制剂，待能经口进食时即可改为半流食或普通饮食。

（5）颌骨手术和颊部植皮后需要较多时间的口腔固定，术后早期食用清流质饮食或给予鼻饲饮食营养。清流质饮食可选用的食物有米汤、稀藕粉、去油肉汤、少油过滤菜汤、过滤果汁等。鼻胃管鼻饲可给予匀浆膳或肠内营养制剂，少量多次，每天 5～6 次，每次鼻饲量 200～300mL。匀浆膳需要配制营养素均衡的配方，可食量添加维生素和微量元素制剂。

（6）喉部手术或全喉切除手术后一般采用鼻饲饮食 2 周左右，根据病情恢复情况逐渐改为经口进食。

（7）用冷流食，禁用热食。热食可使血管扩张，不利于止血。冷流食包括杏仁豆腐、冰激凌、冷藕粉、冷牛奶、冷豆浆、冷鸡蛋羹等，也可将肠内营养制剂冲调好冷藏后食用。

（二）食谱举例

【香菇脆笋粥】

香菇脆笋粥（图 3-40）。

［食材］大米 100g，芦笋 50g，香菇 5 个，葱末、蒜末各 5g，盐 3g，植物油适量。

［制作方法］大米洗净，浸泡 30 分钟，放入沸水中熬煮成稠粥。香菇泡发洗净，去蒂，切丝，加少许盐、植物油，蒸熟。芦笋洗净，切片。锅内倒油烧热，爆香葱末、蒜末，加入芦笋片炒至入味，将芦笋片和蒸熟的香菇丝放入稠粥中，熬煮片刻，加盐

调味即可。

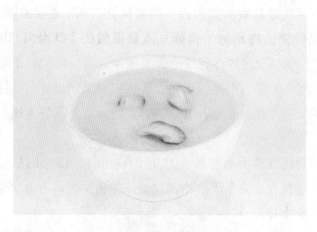

图 3 - 40　香菇脆笋粥

【香菇豆腐汤】

香菇豆腐汤（图 3 - 41）。

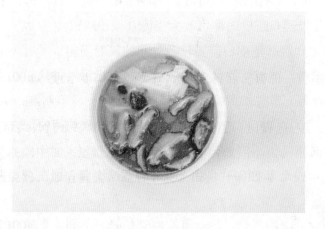

图 3 - 41　香菇豆腐汤

［食材］香菇、油菜各 30g，豆腐 400g，鸡腿菇 50g，盐 2g，水淀粉 4g，香油、植物油各适量。

［制作方法］鸡腿菇洗净，切片；豆腐洗净，切块；香菇泡发，洗净，切块；油菜洗净，切片。锅中倒油烧热，放入香菇块、鸡腿菇片略炒，加豆腐块和油菜同煮 5 分钟，加盐调味，用水淀粉勾芡起锅，淋入香油即可。

【芙蓉玉米羹】

芙蓉玉米羹（图 3 - 42）。

［食材］鲜玉米粒 200g，鸡蛋 1 个，盐 3g，鸡精 1g，水淀粉、香油各适量，胡椒粉少许。

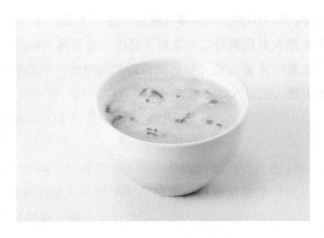

图 3 - 42 芙蓉玉米羹

［制作方法］鲜玉米粒冲洗一下；鸡蛋磕入碗中打散。锅置火上，放入适量清水烧沸，倒入玉米粒煮熟，加入盐调味，用水淀粉勾芡，慢慢淋入鸡蛋液，加入香油、胡椒粉、鸡精搅匀即可。

第七节 其他

一、腹泻的营养与膳食

腹泻是指排便次数增多（＞3 次/日），粪便量增加（＞200g/d），粪质稀薄含水量＞85％。腹泻超过 3～6 周或反复发作，为慢性腹泻。合理调整饮食，可有效改善腹泻症状，并可及时补充因腹泻丢失的营养。

（一）饮食营养指导

（1）急性期腹泻，暂时禁食，静脉补液纠正水、电解质失衡；腹泻严重者可先采用肠外营养支持。

（2）好转期大便次数减少，可给予全流食，少量多餐，逐渐过渡到少渣半流。

（3）恢复期给予低脂少渣软饭，食物的温度不宜过冷。

（4）慢性腹泻者常存在营养不良，需给予高蛋白、高能量、低脂肪、少渣饮食，摄入不足时，可以选用肠内营养制剂或者肠外营养作为补充，少食用含膳食纤维高和产气多的蔬菜、水果和粗粮，如芹菜、菠菜、萝卜及豆类等，少食用油炸食品和刺激性食品。

（5）弥漫性肠黏膜受损可适量补充谷氨酰胺，促进肠黏膜的修复。

（6）如果是由于乳糖不耐受引起的腹泻，建议禁食含乳糖的食物如奶制品，补充肠内营养制剂时，也要识别是否含有乳糖；麦胶性肠病患者，给予无麦麸膳食，禁食一切含麦麸的膳食或制品。

（7）对于慢性腹泻者可给予酸奶或益生乳等乳产品，它们富含益生元或益生菌可以改善胃肠道功能及菌群失调，缓解腹泻症状。

（二）食谱举例

【藕粉粥】

藕粉粥（图3-43）。

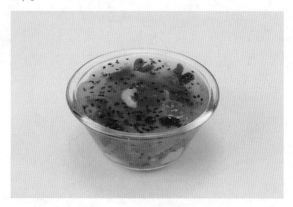

图3-43　藕粉粥

［食材］藕粉、大米各25g，白糖2g。

［制作方法］大米洗净，用清水浸泡30分钟，放入锅中煮成米粥；大米熟时加入藕粉和白糖调匀即可。

【胡萝卜山药粥】

胡萝卜山药粥（图3-44）。

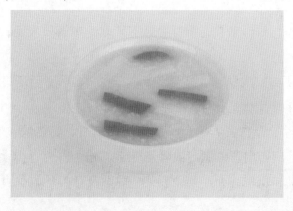

图3-44　胡萝卜山药粥

［食材］胡萝卜、大米各 25g，山药 40g，排骨汤适量。

［制作方法］大米洗净，用水浸泡 30 分钟；胡萝卜去皮，洗净，切块；山药去皮，洗净，切块；胡萝卜块和山药块放入锅中蒸熟，放入搅拌机搅碎；大米放入锅中加排骨汤煮熟；将胡萝卜碎和山药碎放入大米粥中稍煮即可。

【三鲜馄饨】

［食材］馄饨皮 250g，鸡蛋液 2 个，泡发海米 50g，香菜末 100g，生抽 10g，盐 2g，香油 2g，榨菜、紫菜各 5g，植物油适量。

［制作方法］鸡蛋液炒熟，剁碎，加香菜末、海米、盐、生抽拌匀，制成馅料；取馄饨皮，包入馅料；锅内加适量水烧开，倒入碗中，放入榨菜末、紫菜、香油，另起锅，加清水烧开，下入馄饨，煮熟后捞入调好的汤中即可。

二、便秘的营养与膳食

便秘可根据病程分为急性便秘和慢性便秘。急性便秘多是由于某些急性病、外伤、精神及环境因素引起的短期便秘。慢性便秘是指便秘的时间较长，持续 6 个月以上，常是由于肠肌神经丛兴奋性低下所致。正确合理的饮食调整可改善便秘症状。

（一）饮食营养指导

（1）多食用可促进肠蠕动的食物，富含膳食纤维的瓜果、绿叶蔬菜，以及谷薯类食物可以促进肠道的蠕动，软化粪便，从而起到润肠滑便的作用，帮助排便，如芹菜、韭菜、白菜、菠菜、黄瓜、玉米、红薯、海带、苹果、香蕉、梨、葡萄等。

（2）多饮水及饮料，每天保证饮水 1200 ~ 1500mL，使肠道保持足够的水分，有利于粪便排出，及时补充，不能渴了才喝水，饮水的方式要缓缓地饮而不是暴饮，让水尽快到达结肠，使粪便变得松软，容易排出体外。

（3）多食用富含 B 族维生素的食物，富含 B 族维生素的食品可促进消化液分泌，维持和促进肠道的蠕动，有利于排便，如粗粮、酵母、豆类及其制品等。

（4）多食产气食物，可促进肠蠕动，有利于排便，如洋葱、萝卜等。

（5）忌食不易消化的食物，如糯米粽子、糯米汤圆等；忌食过于精细的食物；忌食辛辣刺激性食物，如辣椒、芥末、咖喱、大葱等；忌饮用碳酸饮料，如可乐、雪碧等。

（二）食谱举例

【糙米南瓜饭】

糙米南瓜饭（图 3 - 45）。

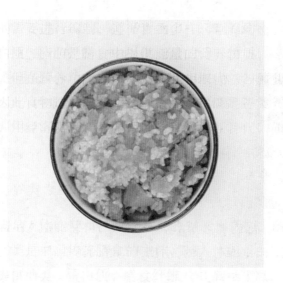

图 3 - 45　糙米南瓜饭

　　[食材] 大米 100g，糙米 40g，南瓜 150g。

　　[制作方法] 糙米洗净，用水浸泡 2 小时；大米洗净，用水浸泡 30 分钟；南瓜去皮去子，洗净，切成小碎块。将糙米和大米放入电饭锅，加适量水，按下蒸饭键，待电饭锅内的水煮开，打开盖，倒入南瓜碎块，搅拌一下，继续煮至跳键，再闷 10 分钟即可。

　　【红薯小米粥】

　　红薯小米粥（图 3 - 46）。

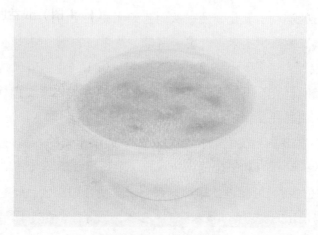

图 3 - 46　红薯小米粥

　　[食材] 红薯、小米各 50g。

　　[制作方法] 将红薯去皮，洗净，切成小丁备用；小米洗净，入锅，加清水，放入红薯丁，大火烧开后转小火煮；小火煮沸 20 ~ 30 分钟至粥黏稠即可。

【芹菜百叶】

芹菜百叶（图3-47）。

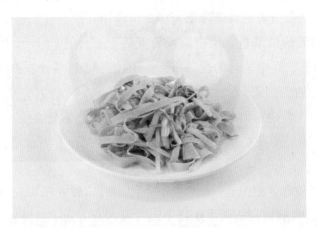

图3-47 芹菜百叶

［食材］芹菜150g，百叶100g，盐2g，蒜末5g，植物油适量。

［制作方法］芹菜洗净，去叶，放入沸水中焯烫一下，然后切段；百叶洗净，切菱形片；锅内倒油烧热，爆香蒜末，放入芹菜段炒熟，放入百叶片翻炒片刻，放盐调味即可。

三、贫血的营养与膳食

最常见的贫血是缺铁性贫血，是由于各种原因使体内储存的铁不足，而引起的小细胞低血色素性贫血，多发生于儿童和育龄妇女。临床表现为头晕、头痛、乏力、心悸、活动后气短、耳鸣眼花、食欲减低及腹胀等，儿童及青少年表现为体格发育迟缓，体重降低，体力下降，注意力不集中等。

（一）饮食营养指导

（1）多摄入含铁丰富的食物，如瘦肉、动物血、肝脏等动物性食物，以及红枣、黑木耳、葡萄干等植物性食物。同时，可在医生的指导下补充小剂量的铁剂（10～20mg/d），于进餐时或餐后服用，以减少药物对胃肠道的刺激。肠内无消化功能或吸收不良时可考虑肌肉注射或静脉补充。

（2）增加维生素C的供给量。维生素C可使铁的吸收率提高5～10倍。维生素C主要存在于植物性食物中，如豆芽、油菜、芹菜、生菜、苦瓜、柿子椒等；水果中如草莓、柑橘、猕猴桃、酸梨、苹果、柚子等也含有维生素C。维生素C极易被氧化破坏，故应注意食品保鲜，以及减少在烹调过程的流失。

（3）减少抑制铁吸收的因素。勿在吃饭前或服铁剂时饮浓茶；少用含草酸较多的蔬菜，如菠菜、茭白等，食用时可将菜放入沸水中焯烫再进行烹调；植酸存在于谷类食物中，但发酵食品中植酸的含量降低，因此可食用发面面食如包子、馒头等。

（4）增加蛋白质的供给量。蛋白质按每天每千克体重约1.5g供给。有些动物性蛋白质，如肉、内脏、血中所含的蛋白质，在消化过程中可与非血红蛋白铁结合，促进非血红蛋白铁吸收的作用。

（5）合理安排饮食内容和餐次，最好在餐后食用富含维生素C的新鲜水果或蔬菜，如夏季的西红柿（生食）、冬季的心里美萝卜（生食），可促进铁的吸收。对食欲较差者，可安排多餐，每日4~5餐补充进食。

（6）补充叶酸和维生素 B_{12}，在饮食中多选用肝、肾、瘦肉、绿叶蔬菜和新鲜水果。叶酸广泛存在于动物、植物性食物中，含量最多的是牛肝（100g牛肝含670~1010μg叶酸），其次为牡蛎、羊肉、猪肉、鸡肉、鸡蛋、小虾和牛奶。还有深绿叶蔬菜、麦胚、酵母、菜花、柑橘、香蕉等（一杯鲜纯橘汁至少含100μg叶酸）。大豆发酵制品如臭豆腐、腐乳、豆豉、酱油等也含有一定数量的维生素 B_{12}，其中，100g的北京臭豆腐中维生素 B_{12} 含量是1.88~9.80μg，可谓素食者之佳品。

（7）注意烹调方法，叶酸在烹调中，若暴露于空气或光中极易被破坏，故新鲜蔬菜要现吃现炒，菜肴以急火爆炒为宜，以减少叶酸的流失。对无消化系统功能障碍者，可将蔬菜（如西红柿、萝卜等）洗净消毒后生吃或凉拌。

（二）食谱举例

【猪肝菠菜粥】

猪肝菠菜粥（图3-48）。

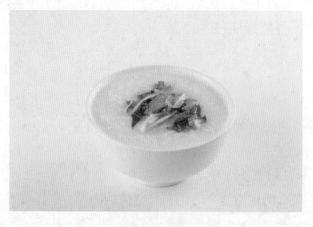

图3-48 猪肝菠菜粥

［食材］新鲜猪肝50g，大米100g，菠菜30g，盐3g，鸡精少许。

［制作方法］猪肝冲洗干净，切片，入锅焯水，捞出沥水；菠菜洗净，焯水，切段；大米淘洗干净，用水浸泡 30 分钟；锅置火上，倒入适量清水烧开，放入大米大火煮沸后改用小火慢熬；煮至粥将成时，将猪肝放入锅中煮熟，再加菠菜稍煮，然后加盐、鸡精调味即可。

【黑芝麻糊】

黑芝麻糊（图 3 - 49）。

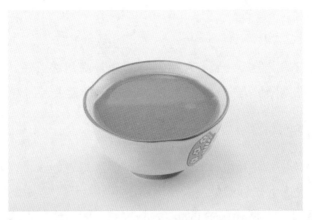

图 3 - 49　黑芝麻糊

［食材］生黑芝麻 80g，糯米粉 100g，白糖 5g。

［制作方法］黑芝麻挑去杂质，炒熟，碾碎；糯米粉加适量清水调匀；碾碎的黑芝麻倒入锅内，加适量水烧开，改为小火，加白糖调味；把糯米粉慢慢淋入锅内，勾芡成浓稠状即可。

【小炒木耳】

小炒木耳（图 3 - 50）。

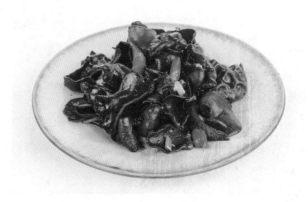

图 3 - 50　小炒木耳

［食材］木耳200g，五花肉片100g，葱末、姜片、蒜片、辣酱各10g，盐、白糖、酱油、醋、淀粉各5g，鸡精3g，植物油适量。

［制作方法］木耳泡发洗净，撕小块；盐、鸡精、白糖、酱油、醋、清水、淀粉调匀制成味汁。油锅烧热，小火煸香五花肉片，煸出猪油后，倒葱末、姜片、蒜片煸香，放辣酱，炒出酱香味，倒入木耳炒匀，倒入味汁，待汁裹匀木耳即可。

四、肿瘤的营养与膳食

饮食营养与肿瘤的发生、发展和预后均有着非常密切的关系，通过合理调配饮食中营养素，可增强机体抵抗力，有利于疾病的治疗，延长患者的寿命。

（一）饮食营养指导

（1）饮食宜多样化，注意色、香、味、形，促进患者的食欲。建议少量多餐，将一日之食物量分多次进食，可避免饱胀及摄入量不足。

（2）充足热量和易于消化吸收的蛋白质食物，可以增强机体的抗癌能力，如牛奶、鸡蛋、鱼类、家禽、豆制品等食物。

（3）多食用富含维生素A和维生素C的新鲜蔬果。忌食刺激性调味品、腌制或高度精加工的食品；忌食霉变的含有黄曲霉素的食物；戒烟酒。

（4）选用可提高免疫能力及预防癌症的食物，如麦麸、薏仁、大豆、绿叶蔬菜、丝瓜、柑橘、柠檬、山楂、葱、蒜、木耳、草菇、香菇、慈姑、海带、胡萝卜、番茄、木瓜、人参、灵芝等。

（5）消瘦（BMI＜18.5kg/m^2）、体重持续下降且进食受限者，可选择肠内营养制剂进行口服补充或者给予部分肠外营养支持。

（6）口腔或食道肿瘤导致的无法咀嚼或吞咽困难时，可选择质地柔软、不太需要咀嚼的食物，可将食物剁碎、煮烂、以泥状或打成果汁方式食用。如出现呛咳，可选用鼻饲方式进食。

（7）对于肿瘤恶病质患者，主张少量多次、易消化、高蛋白膳食，如给予鱼类、虾、乳制品等。创造轻松愉快的就餐环境，烹饪时讲究膳食的色香味，促进患者的食欲，最大限度地增加患者的摄入量，避免辛辣、过咸及高脂肪膳食。晚期肿瘤恶病质患者，可增加肠内或肠外营养。

（8）放疗、化疗期间给予清淡、少油、容易消化吸收的流质、半流质以维持营养。食物中动物和豆类蛋白占蛋白供给总量的30%～50%；维生素要供给充足，每天多进食新鲜的蔬菜和水果；多食用有抗肿瘤作用的食物，如大豆制品及蘑菇、银耳、黑木耳、新鲜蔬菜水果、奶类等；多饮茶，戒烟限酒；放疗或化疗期间应坚持少吃多餐，必要时使用肠内营养制剂。

（9）保健品不是治疗药物，要了解其主要功效对症选购；还要注意是否有保健品标志、批号、长名等，如果情况允许，也可以服用一些如谷氨酰胺、核酸、乳清蛋白及鱼油等医用食品，进一步提高免疫力，增强抵抗力。

（二）食谱举例

【豆腐奶鱼汤】

豆腐奶鱼汤（图3-51）。

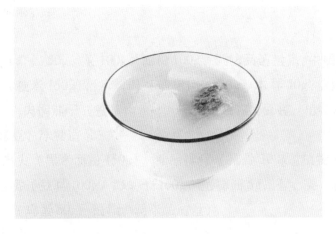

图3-51 豆腐奶鱼汤

［食材］净鲤鱼块500g，番茄块100g，豆腐块250g，牛奶100mL，葱段、姜片、蒜片、香菜末各5g，淀粉、盐各3g，料酒8g，植物油10g。

［制作方法］鲤鱼块放盐、料酒腌制半小时，拍上淀粉，放入八成热的油锅煎至两面金黄，捞出备用。锅内倒油烧热，爆香葱段、姜片、蒜片，放鱼块、开水、豆腐块和番茄块，中火煮15分钟，加盐调味，倒牛奶煮沸，撒香菜末即可出锅。

【鸡肉炒菜花】

鸡肉炒菜花（图3-52）。

［食材］菜花150g，胡萝卜50g，鸡胸肉200g，葱花5g，盐2g，水淀粉、植物油各适量。

［制作方法］菜花洗净掰成小朵，焯水后备用；鸡肉洗净切小条；胡萝卜洗净切成菱形块。锅置火上，放油烧热，放鸡肉条炒熟；放葱花一起炒，倒入菜花、胡萝卜块，倒入水淀粉，加盐，翻炒至熟即可。

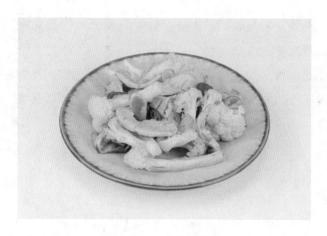

图 3 - 52　鸡肉炒菜花

【芋头胡萝卜粥】

芋头胡萝卜粥（图 3 - 53）。

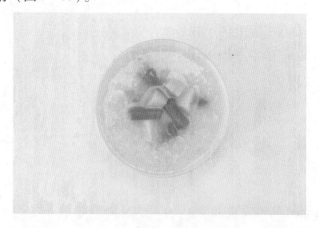

图 3 - 53　芋头胡萝卜粥

[食材] 芋头、大米各 50g，胡萝卜 20g。

[制作方法] 大米洗净，用水泡 30 分钟；芋头去皮，洗净，切丁；胡萝卜洗净，切丁。锅置火上，放入适量清水煮沸，加入大米煮沸，转小火熬煮 20 分钟，加入芋头丁、胡萝卜丁用大火煮沸，再转小火熬煮成稠粥即可。

五、肥胖的营养与膳食

肥胖的原因有遗传因素、社会心理因素、运动相关因素、饮食习惯因素。肥胖者需在控制膳食进量的同时增加充分的体力活动，总的营养原则是维持机体摄入能量与消耗间的负平衡状态。

（一）饮食营养指导

（1）限制总能量，应循序渐进，逐渐降低能量限制，避免骤然降至最低安全水平以下，成年轻度肥胖者，按每月减重 0.5～1.0kg 为宜，而成年中度以上肥胖者，每周可减体重 0.5～1.0kg，这是可以较长时间坚持的最低安全水平。

（2）适量蛋白质，蛋白摄入过量可致肥胖，甚至导致肝肾功能损害。对中度以上肥胖者，蛋白质宜选用高生物价蛋白，如牛奶、鱼、鸡、鸡蛋清、瘦肉等。可常吃豆类及其制品，因其富含蛋白质和钙质，且机体吸收利用率高。

（3）限制脂肪供给，尤其需限制动物脂肪。烹调用植物油应选用含不饱和脂肪酸高的素油，如菜籽油、豆油、玉米油、芝麻油、花生油、米糠油等，有利于降低血胆固醇和预防动脉粥样硬化；可经常吃适量的鱼、禽、蛋、瘦肉，不吃肥肉和荤油。忌食用动物脂肪，如猪油、牛油、肥肉等。

（4）限制糖类，增加摄入食物纤维。糖类饱腹感低，可增加食欲；糖类在体内能转变为脂肪，故蜜饯及甜点等应尽量少吃或不吃。膳食中适量增加食物纤维，可起到减肥的作用，每人每天食物纤维供给量不低于 12g 为宜。

（5）摄入多种类的食物，包括谷类及薯类、动物性食物、豆类及其制品、蔬菜及水果类等。多进食蔬菜，蔬菜中含有丰富维生素，且能量低，并有饱腹感；切忌偏食。

（6）肥胖症的饮食治疗，食盐摄入以 3～6g/d 为宜。嘌呤加重肝肾代谢负担，故含高嘌呤的动物内脏应加以限制，如动物肝、心、肾等。

（7）宜采用蒸、煮、烧、汆、烤等烹调方法，忌用油煎、炸的方法，煎炸食品含脂肪较多，且会刺激食欲，不利于减肥。进食餐次应因人而定，通常为每天 3～5 餐，控制食物总量，每餐以六七分饱为宜。

（8）因每 1mL 纯乙醇可产热 29.3kJ（7kcal）左右，故应控制饮酒。啤酒含乙醇量最少，但若饮量多，产热也不少，仍须限制饮用。

（9）合理膳食对减肥非常重要，但须与运动锻炼相结合，才能收到更大效果。

（二）食谱举例

【食谱一】全天能量为 1212kcal，全天烹调油 15g，盐 6g。特点：脂肪低，富含蛋白质（注：海虾脂肪含量低，是优质蛋白质的良好来源，减肥者可首选此类海产品）。

早餐：白米粥（大米 25g），鸡蛋 1 个，紫米馒头（面粉 50g），蒸里脊（25g），蒜茸豇豆（50g）。

午餐：米饭（大米 75g），清蒸鱼（鱼 75g），素炒木耳菜（木耳菜 150g）。

加餐：苹果 200g。

晚餐：包子 2 个（面粉 50g、猪肉 50g），蒜茸荷兰豆（100g），烩西红柿菜花（西红柿 50g、菜花 50g），鸡蛋瓜片汤。

【食谱二】全天能量为 1222kcal，全天烹调油 15g，盐 6g。特点：能量低，脂肪低。

早餐：脱脂牛奶 250mL，鸡蛋 1 个，黄瓜条（黄瓜 50g、香油 0.5g），全麦面包（50g）。

午餐：米饭（大米 50g），小花卷（面粉 25g），烹白虾（50g），烩什锦豆腐（豆腐 100g、冬笋 25g、香菇 5g、黄瓜 10g、胡萝卜 10g），蒜茸菜心（100g）。

加餐：梨 150g。

晚餐：米饭（大米 50g），肉片青笋木耳（肉丝 50g、青笋 100g、木耳 2g），香菇油菜（香菇 5g、油菜 125g）。

【食谱三】全天能量为 1220kcal，全天烹调油 15g，盐 6g。特点：富含蛋白质和钙（1029mg）（注：成人每日钙适宜摄入量为 1000mg，早餐的豆浆、麻酱卷、加餐的酸奶均为钙的良好来源）。

早餐：豆浆 250mL，鸡蛋 1 个，白菜（小白菜 50g），麻酱卷（面 40g、麻酱 10g）。

午餐：米饭（大米 75g），扒翅根（鸡翅根 50g），蒜茸油麦菜（油麦菜 150g）。

加餐：酸奶 125g。

晚餐：紫米馒头（面粉 25g），肉片扁豆（肉片 50g、扁豆 100g），热拌海带胡萝卜香菜（水发海带 100g、胡萝卜 50g），海米冬瓜汤（海米 10g、冬瓜 50g），蒸玉米（100g）。

减肥食疗食谱举例

【红米菱角粥】

[食材] 菱角肉 100g，红米饭 100g。

[制作方法] 菱角取肉；红米饭放炖锅中，加适量的水，加上菱角肉，炖煮。

【燕麦南瓜粥】

燕麦南瓜粥（图 3-54）。

[食材] 燕麦 30g，大米 50g，小南瓜 1 个，葱花、盐适量。

[制作方法] 南瓜洗净，削皮，切成小块；大米洗净，用清水浸泡半小时。锅置火上，将大米放入锅中，加水 500g，大火煮沸后换小火煮 20 分钟。然后放入南瓜块，小火煮 10 分钟；再加入燕麦，继续用小火煮 10 分钟；熄火后，加入盐、葱花等调料。

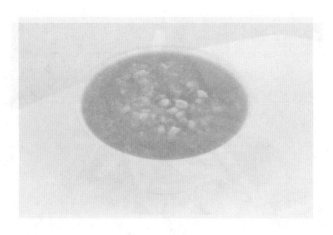

图 3 - 54　燕麦南瓜粥

【鲜虾烧海带冬瓜】

鲜虾烧海带冬瓜（图 3 - 55）。

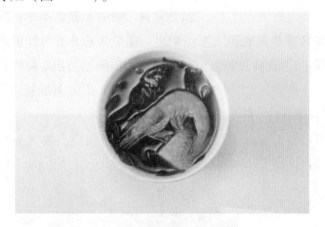

图 3 - 55　鲜虾烧海带冬瓜

［食材］鲜虾，海带，冬瓜，辣椒，葱、姜末适量。

［制作方法］鲜虾洗净后与冷水一起下锅煮熟，开锅再煮 5 分钟即可，然后捞出剥皮，留虾仁虾汤备用。鲜海带反复地用清水冲洗去沙粒跟盐粒，然后切方片待用，冬瓜去皮洗净后也切方块。将锅置于小火上，倒入少许的花生油，热后加入辣椒，葱、姜末炒香；倒入煮虾的汤烧开。加入海带，开大火煮；煮 8 ~ 10 分钟，到能闻到海带的鲜香味才好。加入冬瓜，继续煮至冬瓜颜色变成半透明色，大概 5 分钟左右。加入虾仁拌匀，再稍稍煮 2 ~ 3 分钟；整个炖煮过程不要再加水，因为冬瓜也会出水；最后加盐调味，即可关火。

六、营养不良的营养与膳食

营养不良是由于热量、蛋白质等营养素摄入不足、吸收不良或过度损耗而致的慢性营养缺乏症。

（一）营养不良的分类

1. 消瘦型营养不良

消瘦型营养不良是最常见的营养不良类型，也叫做营养消瘦症。消瘦型营养不良的症状主要有体重下降、脂肪减少、肌肉萎缩等。消瘦型营养不良是能量和蛋白质缺乏导致的，多发生在经济落后的地区，常见于婴幼儿，是危害小儿健康的常见原因。

2. 低蛋白血症型营养不良

各种原因导致蛋白质摄入严重不足，不能满足人体正常需求。婴幼儿主要是由于母乳不足，或添加的辅食中缺乏蛋白质所致。成人常见于长期食用植物类食物，缺乏鱼、肉、蛋、奶等优质蛋白的摄入。老年人常见于消化系统疾病影响进食，或突发严重创伤而导致的恶性营养不良。

3. 混合型营养不良

混合型营养不良是指身体既有热能不足，也有蛋白质严重丢失的问题，患者有上述两种类型的症状，包括身体消瘦、皮下脂肪消失、水肿、皮肤干燥等症状。

（二）饮食营养指导

（1）营养不良的治疗主要以平衡膳食、补充缺乏的营养素为主。消瘦型营养不良应提高能量供应。低蛋白血症型营养不良可以调整饮食结构，补充优质蛋白和能量，纠正患者水和电解质紊乱。混合型营养不良应积极治疗原发病如慢性消化系统疾病和消耗性疾病，补充能量及蛋白。

（2）营养不良补充的原则是满足机体90%液体目标需求，70%～90%能量目标需求，100%蛋白质和微量营养元素目标需求。能量补充初起一般按照20～25kcal/（kg·d）的标准补充，再根据个体化进行调整；蛋白质目标需求是1～2g/（kg·d）。

（3）饮食应由少到多，由细到粗，合理搭配，保证营养全面，禁食垃圾食品。成人患者宜多补充富含优质蛋白的食物，如牛肉、瘦肉、鸡蛋、牛奶、黄豆、大豆、花生、青豆、核桃等；多食用富含锌、铁和维生素的食物，如芥蓝、木耳菜、黄花菜、蘑菇、黄瓜、胡萝卜、番茄、西蓝花、笋等；多补充富含维生素D和钙的食物，如豆类、虾皮、鱼肉、坚果类、牛奶及奶制品等。对于容易腹泻的患者，宜食用易消化食物，以利吸收。

（4）要有良好的生活习惯，保证休息和睡眠，规律饮食，加强运动，保持环境整洁，预防感染发生。

（5）婴幼儿营养不良饮食指导有：①宣教科学喂养知识，掌握婴幼儿的膳食摄入情况，纠正不良卫生、饮食习惯（如挑食、偏食等），评估有无影响消化、吸收的慢性消耗性疾病。②鼓励母乳喂养，及时添加富含维生素 D 和钙的辅食，如蛋黄、肝泥、鱼肝油制剂、虾皮、菜末、果汁、米汤等，或从出生后 1~2 周开始，每日服用维生素D 500~1000 国际单位至 2~3 岁。母乳不足或无母乳者，给予含优质蛋白的代乳品，如牛奶、羊奶、豆浆、鱼肉等。1 岁以上的幼儿，每天固定摄食牛奶、鸡蛋、豆腐、绿叶蔬菜及主食。③少吃豆类、花生、玉米等坚硬难以消化的食物，少用芝麻油、葱、姜和各种香气浓郁的调味料，忌食煎、炸、熏、烤和肥腻、过甜的食物。

（三）食谱推荐

儿童营养不良一日食谱

早餐：蛋花粥（大米 50g，鸡蛋 1 个），肉末豆腐（豆腐 50g）。

加餐：牛奶 250mL。

午餐：肉末碎菜汤面条（瘦肉 25g、蔬菜 50g、面条 50g）。

加餐：胡萝卜泥。

晚餐：清蒸鳕鱼（鳕鱼 100g），菠菜汤（菠菜 50g），软米饭（稻米 50g）。

加餐：苹果（苹果 50g）。

（四）推荐食疗食谱举例

【鲫鱼炖豆腐】

鲫鱼炖豆腐（图 3-56）。

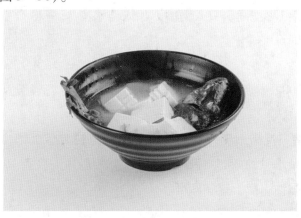

图 3-56　鲫鱼炖豆腐

［食材］鲫鱼 500g，嫩豆腐 200g，盐 3g，葱 10g，姜丝 5g，料酒 20g，油 50g。

［制作方法］鲫鱼剖杀干净，豆腐切块。锅内放油将鲫鱼煎至两面发黄，放入料酒、葱、姜等，用旺火烧开 5 分钟后放入豆腐块，改用中火炖至鱼肉嫩熟即可出锅食用。

【菠菜丸子汤】

菠菜丸子汤（图 3-57）。

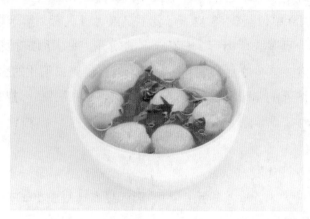

图 3-57　菠菜丸子汤

［食材］菠菜 100g，瘦猪肉 200g，葱末 5g，姜末 5g，酱油、香油各一茶匙，水淀粉一汤匙，盐 2g。

［制作方法］菠菜择洗干净切段，将猪瘦肉剁成泥，加酱油、盐、水淀粉、葱末、姜末、香油搅拌。在锅中加入适量水和鸡精，烧开后改用小火，把调好的猪肉泥制成小丸子下锅，烧透烧熟，加适量盐，最后下菠菜段，开锅即可。

【红枣泥】

［食材］红枣 100g。

［制作方法］将红枣洗净，放入锅中，加入清水煮 15~20 分钟，煮至熟烂。去掉红枣皮、核，调匀即可喂养。

【冬瓜粥】

［食材］冬瓜 300g，粳米 180g，猪肉（瘦）100g，淀粉（豌豆）3g，盐 2g，香油 5g，大葱 3g。

［制作方法］猪肉洗净，剁茸、加盐、湿淀粉拌匀。冬瓜削皮，洗净，切片。粳米淘净入锅，加适量水煮约 25 分钟，放猪肉茸、冬瓜片，再煮 10 分钟，待粥液浓稠后即可盛出，淋上香油，撒上葱花即可。

【枣杏煲鸡汤】

［食材］鸡 500g，鲜栗子 200g，杏仁 5g，红枣 150g，核桃 100g，姜 3g，盐 3g。

　　[制作方法] 杏仁放入滚水中煮 5 分钟，取起去衣洗净，栗子肉放入滚水中煮 5~10 分钟，取起去衣洗净，未煲前，仍浸于清水中。核桃肉放入滚水中煮 5 分钟，捞起用清水洗一洗，红枣洗净、去核。鸡切去脚洗净，放入滚水中煮 10 分钟，取起洗净。水 12 杯或适量放入煲内滚，放入鸡、红枣、杏仁、姜入煲滚，慢火煲 2 小时，加入核桃肉、栗子肉入煲滚，再煲 1 小时，下盐调味。

【猪排炖萝卜】

　　[食材] 白萝卜 500g，猪排骨（大排）250g，盐 3g，大葱 10g。

　　[制作方法] 排骨剁成 3cm 大小的段洗净；白萝卜洗净切成片。将排骨炖至肉脱骨，加入萝卜片、葱炖熟，撇去汤面浮油，加入盐即可食用。

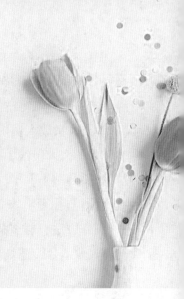

第四章
营养配餐与食谱制定

第一节　日常营养配餐法

一、营养分配原则

（一）《中国居民膳食指南》提出合理膳食的原则

（1）食物要多样化，以谷类为主。

（2）多食水果、蔬菜和薯类。

（3）每天吃豆类、奶类。

（4）经常吃适量鱼、蛋、禽、瘦肉、海洋生物制品，少食肥肉和荤油。

（5）食量与体力活动均衡，要保持适宜体重。

（6）选择清淡少盐的膳食。

（7）饮酒应限量。

（8）选择清洁卫生未变质的食物。

（二）膳食总结

根据中国营养学会建议及美国健康食品指南，结合我国的国情将合理膳食归纳为：一二三四五，红黄绿白黑。

"一"：每日饮一袋牛奶，内含250mg钙，有效改善我国膳食中钙摄入量普遍偏低状态。

"二"：每日摄入糖类250~350g，相当于主食300~400g，可依个体具体情况酌情增减。

"三"：每日选择 3 份高蛋白食物（每份指：瘦肉 50g 或鸡蛋 1 个或豆腐 100g；或鸡、鸭肉 100g 或鱼虾 100g）。

"四"：四句话（有粗有细，不甜不咸，三四五顿，七八分饱）。

"五"：每日 500g 蔬菜及水果，可加适量烹调油或调味品。

"红"：每日可饮少量红葡萄酒 50 ~ 100mL，有助于增加高密度脂蛋白，有助于活血化瘀，预防动脉粥样硬化。

"黄"：黄色蔬菜（如胡萝卜、红薯、南瓜、西红柿等），其富含胡萝卜素，有助于提高儿童及成人的免疫功能。

"绿"：绿茶及绿色蔬菜。饮料以茶最好（绿茶为佳）。绿茶既可以抗肿瘤，还具有抗感染作用，同时还可以调适身心，陶冶性情。绿色蔬菜富含多种膳食纤维，可以促进肠道蠕动，改善便秘。

"白"：燕麦粉或燕麦片。每日进食 50g 燕麦片，可使血胆固醇平均下降 39mg，甘油三酯下降 79mg，对糖尿病有显著效果。

"黑"：黑木耳。每日食黑木耳 5 ~ 15g，可显著降低血黏度和胆固醇，同时有助于预防血栓。

（三）每日食物最佳摄取量

（1）主食类：3 ~ 5 碗。每碗的分量：米饭约 100g；中型馒头一个；或吐司面包 4 片。

（2）乳品类：1 ~ 2 杯。每杯的分量：牛奶约 240mL；发酵乳约 240mL；或乳酪约 30g。

（3）肉豆鱼蛋类：4 份。每份的分量：肉类（猪、牛、羊、家禽及鱼）约 50g；蛋一个；豆腐约 110g；或豆浆 240mL。

（4）蔬菜类：3 碟。每碟的分量：生蔬菜约 100g。

（5）水果类：2 个。每个的分量：中型橘子或苹果一个（约 100g）。

（6）油脂类：2 ~ 3 汤匙。每汤匙的分量：食油约 15g。

（7）调味类：食盐 3 ~ 6g。

建议一日三餐要营养均衡，品种多样，比例合理。多样化食物可以互相取长补短，摄入比例要求是：糖类、蛋白质和脂肪三者的比例为 1.2 : 1 : 0.7；具体摄入为：一日摄入粮食 300 ~ 350g，豆制品 100g，奶制品 500g，水果 500g，蔬菜 500g，鸡、鱼、鸭、肉、蛋共 250 ~ 300g。

二、食材选择与搭配

通常情况下，食谱内容包括主食、副食、加餐或零食，需根据配餐对象的生理条件和其对主要营养素的需要进行编制，遵循食物多样、营养均衡、饭菜可口和经济合理的原则。糖类、蛋白质、脂肪是膳食中提供能量的营养物质，三者在供能方面一定程度上可以相互代替，但在营养功能方面却不能互相取代。各种食物的营养特点和营养成分不完全相同，因此食物选材应多元合理搭配。在满足各类人员营养摄入量标准的前提下，节约成本，用经济实惠、营养相近的食物相互替代，如遇风味问题可在烹饪方法上进行弥补。

（一）食物多样，谷类为主，粗细搭配

食物多样化才能满足人体能量和各种营养素的要求。"多"并非指同种食物的大量，而是指品种多。谷类是中国传统膳食的主体，是人体能量的主要来源。谷类包括面、米、杂粮，主要提供糖类、蛋白质、膳食纤维及 B 族维生素。坚持以谷类为主的膳食是为了避免摄入高热量、高脂肪和高糖类不健康膳食。

（二）适量选用动物性食物

禽、鱼、蛋和瘦肉都属于动物性食物，是优质蛋白、脂类、脂溶性维生素、B 族维生素和矿物质的良好来源，是平衡膳食的重要组成部分。与谷类或豆类食物搭配食用，可明显发挥蛋白质的互补作用；但是动物性食物大多都含有一定量的胆固醇和饱和脂肪酸，摄入过多可能会增加患心血管疾病的危险性。

鱼类的脂肪含量一般较低，且含有较多的不饱和脂肪酸，对预防血脂异常和心脑血管疾病有一定的益处（图 4 - 1）。

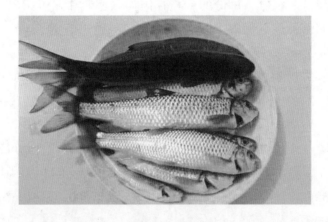

图 4 - 1　鱼类

蛋类富含优质蛋白，各种营养比较齐全，是优质蛋白质来源且经济实惠（图 4 - 2）。

禽类脂肪含量也较低，其脂肪酸组成也优于畜类脂肪。畜肉类脂肪含量一般较高，能量密度大，但瘦肉脂肪含量较低，铁含量高且利用率好。

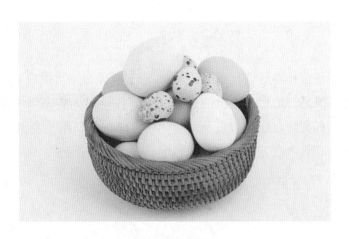

图 4-2 蛋类

肥肉和荤油为高热量和高脂肪食物，摄入过多会引起肥胖和慢性病，应当少吃。推荐鱼肉、禽肉代替部分猪肉，适当减少猪肉的摄入比例。

（三）充足的水果和新鲜的蔬菜

新鲜的蔬菜水分多、能量低，是维生素、矿物质、膳食纤维和植物化学物质的重要来源。蔬菜品种繁多，各有特点，水果与蔬菜有相似性。

首先应选择新鲜应季蔬菜，以免储存时间过长造成营养物质流失。在条件允许的情况下尽可能选择多种蔬菜。

深色蔬菜富含胡萝卜素，同时也是维生素 A、叶绿素、叶黄素、番茄红素、花青素等维生素的主要来源，因此应多摄入深色蔬菜，使其占到蔬菜总摄入量的50%左右。

薯类含有丰富的淀粉、膳食纤维，以及多种维生素和矿物质，对保持肠道正常功能有益处（图 4-3）。

同时还要注意增加十字花科蔬菜、菌藻类食物的摄入（图 4-4）。

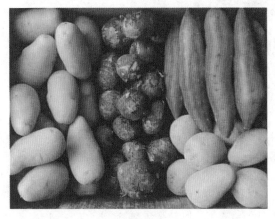

图 4-3 薯类

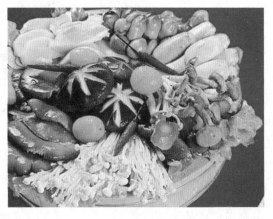

图 4-4 蔬菜、菌类

（四）每天吃奶类、大豆或其制品

奶类营养成分齐全且容易消化吸收。奶类富含丰富的优质蛋白和维生素，含钙量也较高，且利用率很高，是膳食钙质的极好来源。各年龄人群适当多饮奶有利于骨骼健康。饮奶量多或有高脂血症和超重及肥胖倾向者应选择低脂或脱脂奶（图4-5）。

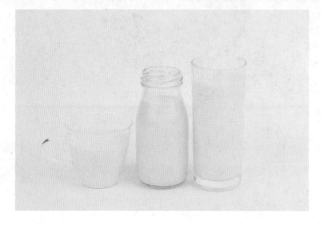

图4-5 奶类

大豆含有丰富的优质蛋白质、必需脂肪酸、多种维生素和膳食纤维，且含有磷脂、低聚糖及异黄酮、植物固醇等多种植物化学物质。大豆是重要优质蛋白的来源，应适当多吃大豆及其制品（图4-6）。

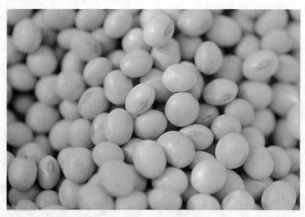

图4-6 大豆

（五）合理选择盐用量和烹调油

"咸"是我国居民膳食习惯的一大特点。食盐的主要成分是氯化钠，摄入过多是高血压形成的主要诱因。因此，膳食中不要太油腻、太咸，不要摄食过多的动物性食物和油炸、烟熏、腌制食物。中国营养学会建议健康成年人一天食盐的摄入量不超过

6g，包括酱油、酱菜、酱中的食盐量。

烹调油提供人们所需要的脂肪、必需脂肪酸亚油酸和 α 亚麻酸等，长期缺乏必需脂肪酸可影响机体免疫力、视力、伤口愈合、心血管健康及脑功能；过多摄入易引起高脂血症，长期血脂异常可引起脂肪肝、动脉粥样硬化、冠状动脉粥样硬化性心脏病、脑卒中、肾性高血压、胆囊炎等。因此，要合理选择烹调方法，减少烹调油是关键，建议多用如蒸、炖、煮、焖、水滑熘、拌、急火快炒等烹调方法。

（六）膳食制度要合理

定时定量进餐，成年人一日三餐，儿童及老年人三餐以外可再加些点心。早餐提供的能量应占全天总能量的 25% ~ 30%，午餐应占 30% ~ 40%。这个比例可根据职业、劳动强度和生活习惯进行适当调整。零食作为一日三餐之外的营养补充，可合理选用，但来自零食的能量应计入全天能量摄入之内。

（七）照顾饮食习惯和适口性

饭菜的适口性与膳食习惯及爱好有关，"好吃"是"吃好"的基础。在可能的情况下，注重烹调方法，做到主食粗细巧安排，菜肴品种多元常变，色、香、味、形俱佳。

食物风味往往具有强烈的地区性、季节性和民族性。例如，我国各地对食物风味的爱好大体是：南甜、北咸、东辣、西酸。由于季节的不同，对食物风味的要求也有差别，如春多酸、夏多苦、秋多辛、冬多咸。具有良好独特风味的食品，会使人们在感官上感到愉快，并直接影响其对营养物质的消化和吸收。

三、常见食谱

一日三餐已成为人们的饮食习惯，对正常人是十分合理的。因为正常人的胃对一般混合型食物的排空时间是 4 ~ 6 小时，胃排空之后应及时补充食物。一日三餐的安排符合胃排空的时间，也适合人体需要。但如何安排好一日三餐是很有学问的。不仅要定时定量，更重要的是要保证各类营养的供给。人一天的营养主要在一日三餐中，一般是平均分配的。午餐既要补充上午的消耗，又要为下午的消耗做准备，所以要吃得多一些。通常一日三餐的热量分配是：早餐 30% ~ 35%，午餐 40%，晚餐 25% ~ 35%。

早餐吃好，午餐吃饱，晚餐吃少，这是很有道理的养生经验。早餐的饮食不但要注意数量，而且要讲究质量。早餐的主食可以吃富有淀粉的食物，如馒头、窝头、豆包、果酱包、米粥或豆浆等；还应该吃一些含有蛋白质的食物，如牛奶、豆浆、鸡蛋、火腿等。总之，早餐要使人体内的血糖迅速上升，从而使人精力充沛。午餐既要吃得适当多一些，而且要保证质量。主食可以吃米饭、馒头；副食要吃高蛋白的食物，并摄入适量的脂肪，如鱼类、蛋类、肉类等。同时还要吃新鲜的蔬菜。这样才能使血糖保持在一定的水平，以保证下午的需要。晚餐饮食要清淡、易消化，且要在睡前2小时前完成。如果晚上吃得多，且食物中蛋白质和脂肪含量又过高，则会影响消化和睡眠。因为夜间活动减少，吃得多会使脂肪在体内堆积，导致肥胖；还会造成心血管疾病的发生。

营养配餐，就是按人体的需要，根据食物中各种营养物质含量，设计一天、一周或一个月的食谱，使人体摄入的蛋白质、脂肪、糖类、维生素和矿物质等几大营养素比例合理均衡。

【食谱一】

早餐：面包（面粉200g），煮鸡蛋1个，牛奶250mL。

午餐：米饭（粳米200g），蘑菇炒肉（鲜蘑菇50g、猪肉50g、植物油5g、料酒、淀粉、蛋清），炒青菜（青菜200g、植物油5g、盐适量）。

晚餐：馒头（面粉150g），百合胡萝卜虾（虾仁50g，胡萝卜25g，柿子椒25g，植物油5g，百合、淀粉、盐适量），牛肉豆腐汤（卷心菜50g、豆腐干50g、胡萝卜50g、土豆50g、牛肉50g、植物油5g、番茄50g、盐适量）。

加餐：时令水果。

【食谱二】

早餐：小米粥（小米100g），荷包蛋（鸡蛋1个），牛奶250mL。

午餐：米饭（粳米150g），鱼香肉丝（瘦猪肉50g，胡萝卜50g，土豆100g，植物油5g，姜丝、泡椒、酱油、醋、白糖、盐适量），青菜炒香菇（绿叶菜200g，香菇50g，植物油5g，味精、盐适量），烩花菜。

晚餐：金银卷（面粉100g，玉米粉100g，麻酱、盐适量），清蒸鱼（各种鲜鱼150g，植物油5g，葱段、姜丝、盐适量），虾米青菜汤（虾米、青菜50g、植物油5g、盐适量）。

加餐：时令水果。

【食谱三】

早餐：粳米发糕（面粉150g），豆腐拌皮蛋（内酯豆腐50g、无铅松花蛋50g），牛奶250mL。

午餐：米饭（粳米150g），蒜苗炒鸡蛋（蒜苗100g、鸡蛋1个、植物油5g、调味品适量）、西芹牛柳（瘦牛肉50g、芹菜100g、植物油5g、调味品适量），菠菜粉丝汤。

晚餐：黑米粥（粳米40g、黑米10g），馒头（面粉150g），豌豆苗炒猪肝（豌豆苗50g，猪肝50g，植物油5g，胡椒粉、黄酒、盐适量），芸豆炖土豆（瘦猪肉25g、芸豆 100g、土豆 50g、植物油 5g、盐适量）。

加餐：时令水果。

【食谱四】

早餐：鸡蛋发糕（面粉 150g、鸡蛋 1 个、白糖 25g），牛奶 250mL。

午餐：米饭（粳米 150g），豆腐虾仁（内酯豆腐 100g，虾仁 50g，植物油 5g，淀粉、盐适量），炒青菜（新鲜蔬菜 150g，植物油 5g，盐适量），萝卜虾皮汤（萝卜 50g，虾皮、味精、盐适量）。

晚餐：包子（面粉 150g、瘦猪肉 50g、海菜 150g、植物油 5g、调味品适量），紫菜蛋花汤（紫菜、鸡蛋 50g、调味品适量）。

加餐：时令水果。

【食谱五】

早餐：馄饨（虾仁 50g、菜 100g、面粉 100g、调味品适量），牛奶 250mL。

午餐：米饭（粳米 150g），木须肉（瘦猪肉丝 30g、木耳 50g、鸡蛋 50g、植物油 5g、调味品适量），肉焖茄子（瘦猪肉 30g、茄子 150g、大豆酱、植物油 5g、调味品适量），绿豆汤（绿豆、冰糖适量）。

晚餐：黑米馒头（黑米面粉 150g），糖醋排骨（排骨 300g、植物油 5g、调味品适量），海蛎子炖豆腐（豆腐 100g，海蛎子 100g，植物油 5g，葱、姜、蒜、香菜、盐少许），蛋花银耳汤（鸡蛋 50g，银耳、调味品适量）。

加餐：时令水果。

【食谱六】

早餐：牛奶 250mL，鸡蛋薄饼（鸡蛋 50g、面粉 150g、植物油 5g、调味品适量），炒豆芽（绿豆芽 200g）。

午餐：水饺（面 100g、青菜 150g、瘦肉 80g、植物油 5g、调味品适量），绿豆粥（粳米 50g、绿豆 25g）。

晚餐：红豆饭（粳米 150g、红小豆 25g），炖刀鱼（刀鱼 100g，植物油 5g，葱、姜、蒜、料酒、酱油、盐适量），芹菜炒豆干（芹菜 75g、豆腐干 30g、植物油 5g、盐适量），豆苗干贝汤（豌豆苗 50g、鲜干贝丁 30g、调味品适量）。

加餐：时令水果。

【食谱七】

早餐：牛奶 250mL，煮鸡蛋 1 个，面包（面粉 200g）。

午餐：米饭（粳米 150g），孜然羊肉（羊肉 100g、胡萝卜 50g、木耳 2g、植物油 5g、调味品适量），香菇油菜（鲜香菇 50g、油菜 150g、植物油 5g、调味品适量），拌青菜。

晚餐：馒头（面粉 100g），百合粥（粳米 50g、百合适量），葱爆腰花（猪腰 50g、木耳 2g、洋葱 100g、植物油 5g、调味品适量），青椒豆丝（青椒 50g、豆腐皮 100g、番茄 50g、植物油 5g、调味品适量），虾皮紫菜汤。

加餐：时令水果。

第二节 食物烹饪方法

一、烹饪方法

（一）食物烹调加工的目的和作用

1. 目的

消毒灭菌；促进营养成分消化吸收；增进食欲。

2. 作用

（1）分解：食物中蛋白质部分水解为肽、氨基酸，以及其他含氮小分子化合物。淀粉部分分解为糊精等，使体内的消化和吸收更容易进行。

（2）解毒：加热可分解某些食物中的有害物质，如大豆和鸡蛋中的抗胰蛋白酶（它妨碍人体内胰蛋白酶的活动）、杏仁中的氰化物等。

（3）杀菌：尤其是蔬菜中带有大量由于肥料及存放时引入的病原体、寄生虫卵及各类细菌，虽经洗涤但未能除净，而经过加热煮沸 3~5 分钟，均可全部杀灭。尤其是消化道传染病菌，必须加热消除。

（4）提味：烹调中物质的互相作用，可使食物产生一些变化，形成有色物质；鲜味物质的溶出，芳香性物质的挥发，使食物色香味得到改善。通过加热改善了色、香、味，生成新的营养更丰富的化合物，提高了食品的质量。

（二）食物烹调方法分类

饮食的烹调包括加热、调味等各个环节，"烹"是注意烹制火候的合理运用。"调"是调配适合食用者需要的最佳滋味。所以"烹"和"调"是密不可分的两个方面，如果正确掌握和运用烹调方法，可提高饮食的感官性状，引起食欲，同时更能促进消化吸收。我国各个地区对饮食烹调有着不同的要求，因此烹调方法多种多样。

炒：是最常用的一种烹调方法，分为生炒、熟炒、软炒等数种。即锅内倒入少许油，用旺火把油烧至滚热后，放入原料翻炒至熟，立即出锅，由于炒菜时间短，火候急，汁水少，可以保持鲜菜的脆嫩和色泽，且营养损失少（图4-7）。

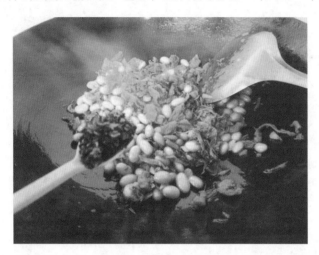

图4-7　炒

蒸：是以蒸气加热、蒸熟食物的烹调方法，这种烹调方法既能保持食物的鲜嫩，又能减少食物营养成分的损失。即食物装在器皿中加调料和汤（或清水），上蒸笼蒸熟，蒸制时间随原料的性质和烹调要求而有所不同，蒸菜根据用料不同，可分为清蒸（如清蒸鱼）、粉蒸（如粉蒸肉）、包蒸（如荷叶凤脯）、扣蒸等（图4-8）。

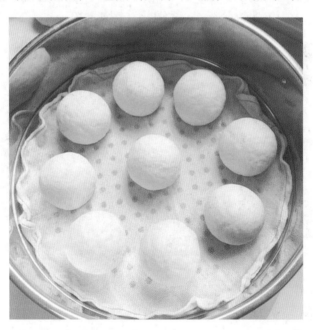

图4-8　蒸

煮：即将原料放入多量水或汤汁中，先用旺火煮沸，再用温火煮到熟烂，煮肉时，如将生肉放入沸水中煮，肉类表面蛋白质遇热凝固，肉汤中浸出物减少，肉汤鲜味浓，肉味鲜美（图4-9）。

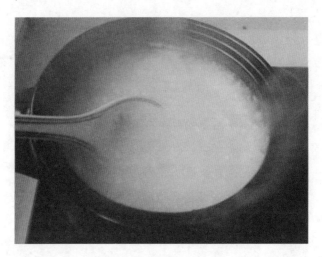

图4-9 煮

炸：是旺火多油的烹调方法，分为清炸、干炸、软炸等多种。即锅内放多量油，旺火，由于油温很高，食物外层很快形成焦黄层，传热性变慢。炸肉类时，应该把肉块切小，因为肉块太大，往往外面已焦黄变脆而里面还不熟，这是很不卫生的。也可间隔重复炸2~3次，使之炸透，由于原料的性质和味道要求不同。炸的食物具有香酥、嫩、脆的味道，但由于含油较多不易消化（图4-10）。

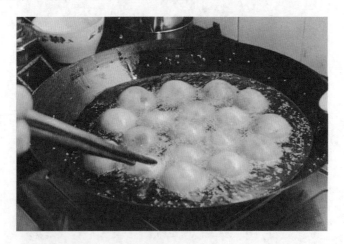

图4-10 炸

拌：是一种制作凉菜的方法，拌菜是将生食品或烹调食品切后加上各种调味佐料拌匀，拌菜多以酱油、醋、盐、香油、味精等作调料，凉菜一般分生拌（如海米拌黄瓜）和热拌（如拌粉丝、鸡丝）等（图4-11）。

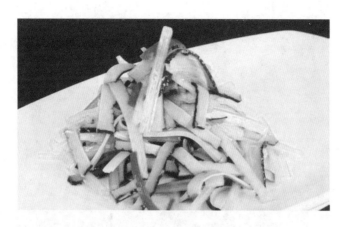

图 4 – 11　拌

烧：即将油炸或蒸煮过的原料，再放入配料爆锅添汤的锅内，汤煮沸后，移到温火上煨，至快干时出锅即可。烧可分红烧和白烧，红烧的调料加酱油和糖炒色，色深至红色。白烧是调料中不加酱油和糖，只放食盐。

爆：爆与炸很相似，要求急火热油，操作迅速，可分油爆和酱爆等。即用旺火把油烧热，立即投入原料，迅速颠翻出锅，因此，用这种烹调方法的原料都是细、薄的，并预先配好调料，以便迅速加入（图 4 – 12）。

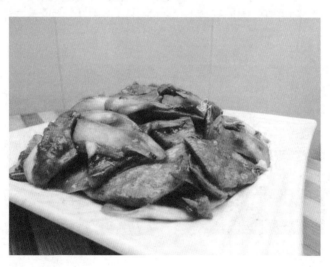

图 4 – 12　爆

煎：即将挂糊或不挂糊的原料，放在带有少量的热油锅内煎成两面呈金黄色，煎熟即可，这称为干煎；如果加入适当配料或佐料再进行蒸、焖即成为煎蒸、煎焖等（图 4 – 13）。

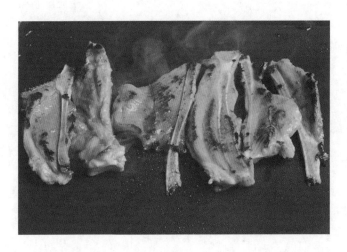

图 4 - 13　煎

熬：用于片、块、丁、条等小型原料。即先在锅内加少量油，烧热油后加葱、姜爆锅，放进主料稍炒，加汤汁或水和调料，温火煮熟即成。此操作简单，有汤有菜，适于家庭做菜（图 4 - 14）。

烩：烩菜多是将数种小型原料掺在一起，用汤和调料制成带汤菜，一般是先用少量油加葱、姜爆锅，再将调料和汤及原料放入锅内，用旺火煮熟后，最后加入粉团汁调成浓汤汁即成，这种方法多用于烩制瘦嫩的肉丝、肉片，如烩三鲜、烩肉片等（图 4 - 15）。

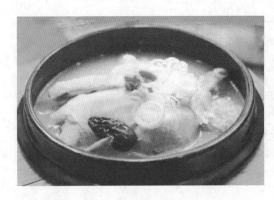

图 4 - 14　熬

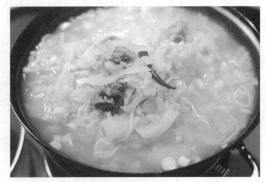

图 4 - 15　烩

汆：多用于切成片、丝、条或制成丸子的原料。即先将汤或水在旺火上煮沸，将已切好制成的原料放入锅内，加入调料，经短时间滚煮即成，其特点是：食物鲜嫩，汤多，如汆鸡片、汆猪肝等（图 4 - 16）。

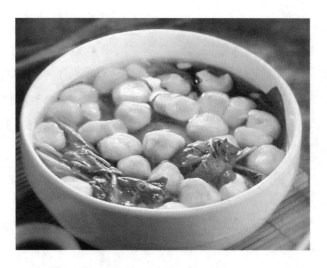

图 4 - 16 汆

蜜汁：是甜菜的制作方法。常用的是将糖用少量油稍炒，再加入水调溶（加蜂蜜更好），再将食物放入熬煮，至食物熟烂，糖汁变浓即成，如蜜汁山药。也可将食物炸透，锅内放少量油，油烧热后放白糖炒至金黄色并起细泡，加入少量开水，再加入白糖和炸好的食物，搅拌均匀，装盘即成，如蜜汁苹果（图 4 - 17）。

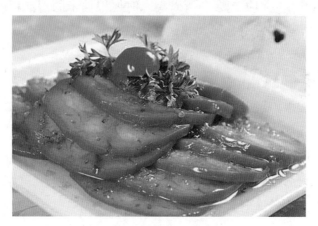

图 4 - 17 蜜汁

溜：分炸溜、滑溜等，以炸溜最为多用。炸溜是先将切好的生食品用调料拌渍，再用湿团粉挂糊再沾匀干面，放入油锅内炸熟取出，然后在另一锅内放少量油加葱、姜爆锅，再放入适当调料和汤汁，加湿团粉调浓汤汁，将汤汁淋在刚刚炸好的食物上，搅匀即成，如炸溜排骨、炸溜里脊等。

（三）各类食物的合理烹饪推荐

各类食物中所含的营养素数量一般指的是烹饪前的含量，大多数的食物经过加工、储存和烹饪都会损失一部分营养成分，因此，不但要认真选择食物，还要科学合理的保存、加工和烹饪，以最大限度保存食物中的营养素。食品经过烹饪后，可以达到杀菌效果，同时可以增进食品的色、香、味，使之味美且容易消化吸收，提高其所含营养素在人体的利用率。但在烹饪过程中食物的某些营养素也会遭到破坏，因此在烹饪过程中要尽量利用其有利因素提高营养，促进消化吸收，还要控制不利因素，尽量减少营养素的损失。

1. 面食的加工与烹饪

面粉常用的加工方法有蒸、煮、炸、烙、烤等，制作方法不同，营养素损失程度也不同。一般蒸馒头、包子、烙饼时营养素损失较少；煮面条、饺子等大量的营养素如维生素 B_1（可损失 49%）、维生素 B_2（可损失 57%）可随面汤丢失，所以可以喝一些煮面条、饺子的汤；炸制的面食如油饼等可使一些维生素几乎全部被破坏，所以要尽量少吃。

2. 米类的烹饪

米类加工前的淘洗会损失较多营养素，根据实验，大米经一般淘洗，维生素 B_1 的损失率可达 40% ~ 60%，维生素 B_2 可损失 23% ~ 25%，洗的次数越多，水温越高，浸泡时间越长，营养素的损失越多。所以淘米时要根据米的清洁程度适当洗，不要用流水冲洗和热水烫，更不要用力搓。米类以蒸煮为好，吃捞饭丢弃米汤的方法营养素损失最多，除了损失维生素 B_1、B_2，还可失掉部分矿物质。

3. 肉类和鱼类的烹饪

红烧和清炖虽然维生素损失最多，但可使水溶性维生素和矿物质溶于汤内；蒸和煮对糖类和蛋白质起部分水解作用，也可使水溶性维生素及矿物质溶于水中，因此在使用以上方法烹调的肉类或鱼类食物时要连汁带汤一起吃。炒肉及其他动物性食物营养素损失较少。炸食的维生素损失严重，但可以在食品表面扑面糊，避免与油直接接触，就可以减少维生素的损失。

4. 鸡蛋的烹饪

鸡蛋使用蒸、煮和炒烹饪，其营养素损失少，炸鸡蛋维生素损失较多。

5. 蔬菜的烹饪

蔬菜是维生素 C、胡萝卜素和矿物质的主要来源。浸泡可使 B 族维生素和维生素 C 损失，在切菜过程中也可损失部分维生素 C。所以洗菜时要用流水冲洗，不可在水中浸泡，要先洗后切，不要切得太碎，吃菜时要连汤一起吃；做汤或焯菜时要等水开了再把菜放入，且不要过分的挤去水分；蔬菜要现做现吃，切忌反复加热。

6. 烧烤食物要少吃

烧烤有着诱人的香味和可口的滋味，但经过烧烤的食物，其维生素大量破坏，脂肪、蛋白质也会损失。肉类在烧烤过程中可产生某种致基因突变的物质，诱发某些癌症。所以应少吃烧烤食物为宜。

二、食材加工

（一）食材的加工方法

在食物的烹饪过程中，营养成分会随之流失很多，因此制定科学合理的烹饪方法很重要。这样不仅减少了失误的营养成分流失，而且使食物可以更好地发挥其作用，实现其自身营养价值。所以烹饪前期的加工方法也很重要，分别包括 4 部分：保鲜、洗涤、切割、淹泡。

保鲜：选择新鲜完整的食物，保鲜前不宜长时间水洗或浸泡，即使处于保鲜过程，这一步骤的时间也最好不要太长，鱼肉应在冰箱的冷冻室进行储藏以免食物变质，蔬菜水果应避开阳光进行保鲜。

洗涤：不管是水果还是蔬菜都不宜长时间浸泡，蔬菜水果应用凉水进行洗涤，以免破坏其表层；但对于干货来说，长时间的缺水导致食物干煸，所以应长时间地浸泡，以帮助其恢复色泽；谷物表层有大量的维生素，进行洗涤时应轻淘，避免维生素的流失。

切割：大块优于小块，以免破坏其纤维，切割后应马上进行烹饪，避免水分及营养物质的流失。

淹泡：淹泡液不宜过多，每次淹泡的食材不宜过多，时间不宜过长。

（二）主食的合理烹调加工

（1）做米饭时尽量减少淘洗次数，一般不超过 3 次。

（2）对于轻度发霉的食物，则应增加淘洗次数。因为有些霉菌污染粮食后，在适宜条件下即可生长繁殖产生毒素，特别是有的毒素，如黄曲霉毒素可能致癌。故应把去除霉菌素放在第一位，把减少维生素的损失放在第二位。

（3）淘米时不要用流水冲洗和开水烫洗，更不要用力搓洗。做米饭应用原焖蒸饭，吃捞饭，也要充分利用米汤，用它做汤或当开水饮用。煮粥时不宜加碱，以免破坏维生素 B_1、B_2。

（4）面食尽量采用蒸、烙的方法，少吃油炸食品；不加或少加碱和小苏打，尽量用酵母发面；煮面条、水饺时应尽量把汤利用起来。

（三）副食品的合理烹饪加工

副食品的合理烹饪，主要是要尽量减少维生素和矿物质的损失，特别是要尽量保护蔬菜中的维生素C。

1. 洗

蔬菜先洗后切。为了洗净附着在蔬菜表面的农药和寄生虫卵，可将蔬菜用自来水冲洗，同时仔细地用手轻搓。注意不要用洗衣粉洗蔬菜和水果。一般洗衣粉中的主要成分是烷基苯磺酸钠（ABS），此外还添加有硝酸盐、硅酸盐、磷酸盐、荧光漂白剂、消泡剂和香料等。动物试验证明ABS对机体有多种损害，所以要考虑洗衣粉在蔬菜和水果上的残留会对人体有害。

2. 切

切好的蔬菜要尽量快炒，减少胡萝卜素、维生素C的氧化破坏。切菜时应使用锋利的铁制菜刀，这样不仅食物切口整齐、好看，而且还可减少食物细胞的破坏，从而保证食物的美味不受损失。如能带皮食用的食物，要尽量连皮食用；可以整个食用，就尽量整个食用，如胡萝卜、萝卜、藕及薯类等洗净后带皮食用。

3. 焯

对涩味很强的蔬菜可采用焯的方法，比如菠菜、野菜。要用沸腾的开水短时间焯，不要长时间用温水焯，这样可减少维生素C的损失。在焯绿叶蔬菜时，可加入少量食盐，因为这样可使菜叶色泽鲜艳，防止褐色变。一般水沸后焯1分钟即可。另外，带皮焯可以减少营养素的损失。焯完后，不要过分挤去汁液。

4. 煮

与焯相同，煮也会使各种营养素溶到煮汤里去。易溶出的营养素除了B族维生素、维生素C和矿物质，还有萝卜中的淀粉酶，海菜中的甘露醇、碘化物等。所以在煮菜时，除了保留煮汤，煮时最好适当加汤。煮蔬菜时要在水沸后再下锅，因为在蔬菜中与维生素C同时存在的还有维生素C氧化酶类，其在50°C左右活性最强，可以破坏维生素C，但是它比维生素C还不耐热，在沸水中很快遭到破坏。所以做汤时要开汤下菜。煮骨头时应加一点醋，使钙溶于汤中，利于钙的吸收利用。

5. 熏烤

熏烤不仅可以使食品熟透，增强其防腐能力，还可使食物表面烤成适度的焦皮，增加独特的风味。但肉、鱼等经熏烤后，可产生对人体有害的致癌物质。所以在熏烤肉、鱼肠时，不应当用明火直接熏烤，可用管道通干热蒸汽烤；最好不用碳熏烤，如用碳熏烤时，温度也应控制在200°C以下。

6. 炒

炒菜时要急火快炒，即用高温短时间炒，这样可以大大减少维生素的损失。炒菜时不要过早放盐，否则菜不仅不容易熟，还会出现较多菜汁，一些维生素和无机盐也会同时溶出。炒菜时可用淀粉勾芡，使汤汁浓稠，与菜肴粘在一起。淀粉中含有谷胱甘肽，其中含有巯基（-SH），具有保护维生素 C 的作用。绿叶蔬菜中含有大量胡萝卜素，它是脂溶性的，直接吸收率较低。但是，溶于油时就能被很好吸收，所以也适于炒。

7. 蒸

既保持食物的外形，又不破坏食品的风味。白肉、鱼及蔬菜等味道淡薄的食物宜采用蒸的方法。蒸时要等锅中水沸腾后再放入食物，即使锅中水开始沸腾，食物表面还是凉的，这样就会结成水滴，结果使蒸出来的食品水分很大。

8. 炸

挂糊油炸是保护营养素，增强滋味的一种好方法。挂糊就是炸前在原料表面裹上一层淀粉或面粉调制的糊，它使原料不与热油直接接触，减少原料的蛋白质、维生素损失。同时可使油不浸入原料所含的汁液、鲜味也不易外溢。原料虽经油炸，但仍很鲜嫩，外焦里嫩，别有风味。在使用面粉挂糊时，为使炸制食品酥脆，要用冷水调制，搅拌次数不要过多，以免发黏，挂糊后应马上炸制。

（四）加工对食材的影响

1. 对谷类营养的影响

烹调米面等主食时，主要问题是水溶性低分子物质溶解于水而流失，例如维生素 B_1 和无机盐的流失；然后为热敏感成分的分解破坏，例如，维生素 B_1 的分解造成营养损失。

2. 对蔬菜水果营养的影响

新鲜蔬菜水果含水多、质地嫩，组织细胞具有旺盛的生命代谢，在烹饪过程中，一旦切割和加热，其组织遭到破坏，导致汁液流失，同时发生一系列影响营养素的酶化学反应。例如，维生素 C 和无机盐溶于水而流失，维生素 C 被氧化分解，甚至褐变，导致营养损失；其他维生素在烹饪中遭到不同程度的破坏，但 β - 胡萝卜素耐氧化，又是脂溶性，所以保存率较高，一般在 80% 以上。水煮法对营养的影响比炒更大，尤其是煮后弃汤、挤汁、脱水，维生素 C 和维生素 B_1、B_2 损失可高达 80%。

3. 对肉类营养的影响

肉类煮时，蛋白质、脂肪都有不同程度的水解，可提高蛋白质和脂肪的消化吸收率。脂肪、水溶性维生素、无机盐也可溶于汤汁中，其他营养素含量变化较少。如果能利用好汤，营养损失就不大，因为肉汤一般都是要与肉同食的。只有在加热不当或出现焦煳现象时，其营养价值才会降低甚至丧失。

4. 对其他食物的影响

一般烹饪加工方法，比如煮鸡蛋、油炒、油煎、蒸蛋等，除维生素 B_1 和维生素 B_2 少量损失之外，其他营养成分影响不大。蒸煮损失较少。而且，生鸡蛋清中含有抗生物素蛋白和抗胰蛋白酶，前者抑制生物素吸收，后者抑制胰蛋白酶消化蛋白质，妨碍蛋白质的吸收，因此，鸡蛋不宜生食。蛋类加热不仅杀菌，而且还有利于消化吸收。

三、科学烹饪原则

（一）掌握做菜的火候

在各种烹饪方法中，蒸对维生素的破坏最多，煮损失最少。其破坏程度由高到低依次是蒸、炸、煎、炒、煮。做菜时要注意热力高、速度快、时间短。

（二）选择卫生食具

铁、铜分子会加速菜中维生素 C 的氧化，玻璃、瓷器制品最好。

（三）菜不要切得太碎

把菜切得太碎，营养素更易流失。能手撕，尽量不用刀。

（四）做菜盖锅盖

这可以防止水溶性维生素随水蒸气挥发掉。汤不要扔掉，但不要太多。

（五）蔬菜趁新鲜食用

蔬菜越新鲜营养越丰富，也越好吃，所以应尽量趁新鲜食用。

（六）少扔菜叶

蔬菜有色部分含维生素多，白色部分较少，所以应尽量把有色的菜叶留下。

（七）注意颜色搭配

尽量把主副食品的颜色搭配好，以促进食欲。如可利用蔬菜的绿、米面的白、大豆的黄、肉类的红，使桌上五颜六色，色香味俱佳，增进食欲。

（八）食物生熟要相宜

并非所有食物生吃都好，淀粉类食品只有煮熟后才容易消化吸收，蛋、鱼也应烧熟再吃。

第三节 食品卫生

食品卫生是指在食品的培育、生产、制造直至被人摄食为止的各个阶段中，为保证其安全性、完好性及有益性而采取的全部措施。天然食品原料组织内部没有或很少有污染，食品中的污染主要来自运输、储存、生产、加工各个环节的外界污染，以及食品中细菌的滋生繁殖。

食品中可能存在的有害因素按来源分类：食品污染物是在运输、储存、生产、加工、销售等过程中混入食品中的物质，一般也包括食品添加剂及生物性有害因素（如细菌、病毒等）和放射性核素；食品中天然存在有害物质，如大豆中存在的蛋白酶抑制剂；食品加工、保存过程中产生的有害物质，如酿酒过程中产生的甲醇、杂醇油等有害成分。食物污染后可引起食品腐败变质、食源性疾病或长期危害。

不同类别的食品存在不同的卫生问题，因此不同类别食品的贮藏方法也不尽相同。

一、食品保存方法

食品的保存是为防止食物腐败变质，延长其食用期限，使食品能够长期保存所采取的加工处理措施。常见的处理方法包括冷冻、低温冷藏、高温杀菌、脱水干燥、烟熏和腌渍等。

（一）冷冻与低温冷藏

冷冻是指采用缓冻或速冻的方法将食品冻结，随后在保持冻结状态的温度下贮藏食品的方法。急冻指将食品的温度在 30 分钟内迅速下降至 −20℃左右，使食品冻结；缓冻是指将食品置于 −5 ~ −2℃的缓解中慢慢冻结。冷冻贮藏温度通常为 −23 ~ −12℃，−18℃最为常用。储藏期可达数周至年计。

低温冷藏是指食品在稍高于冰点温度（0℃）中进行贮藏的方法，低温冷藏可降低或停止食品中微生物的增殖速度、化学反应的过程。低温一般指温度为 −2 ~ 15℃，常用冷藏温度为 4 ~ 8℃，储存期一般为几天到数周。

食品在冷冻或冷藏前，应尽量保持食材新鲜，减少污染。

解冻食品通常有两种方法：缓化与急化。缓化是指将冷冻食品在 0 ~ 10℃下完全溶解，或采用微波加热解冻。缓化与微波加热解冻后的食品还保持食品原来的形状与结构。急化是指急速升温解冻食品，急化会使食品体积发生突然变化，液汁外泄，降低食品质量。

（二）高温杀菌

高温杀菌是指在高温作用下杀灭食品中微生物，从而达到延长食品贮藏期的方法。常用的高温杀菌技术有加压灭菌法、巴氏灭菌法、微波加热灭菌法、超高温灭菌法等。加压灭菌常用于肉类食品和罐头食品的灭菌；高温杀菌多为商业用途，微波加热灭菌多用于含水量高、体积大、厚度大的食品；超高温灭菌法常用于牛奶灭菌。对于不适用于加热的食品或饮料，常采用滤过除菌的方法。

（三）脱水与干燥

脱水与干燥是指将食品中的水分降至微生物繁殖所必需的水分以下，从而抑制微生物的繁殖，延长食品在室温条件下的保存。脱水和干燥后的食品容积缩小、重量减轻，便于储运和携带。使用此方法最多的是豆类，例如豌豆、小扁豆、菜豆等。土豆一般是煮后捣碎后再干燥。豆类在使用前需泡水，烹调前需洗净；脱水的土豆呈粉末状，可用水或牛奶等泡制复原；水果常采用晒干或热风干燥方法制成果干，如杏干、葡萄干、梨子干、苹果干等，晒制果干前必须洗涤净；肉类可采用烘烤的方法制作肉干；鱼类也可采用烘烤、熏等方法制作成鱼干。但需注意脱水的蔬菜水果易丢失维生素 C。

（四）烟熏和腌渍

食品烟熏可防止肉类腐败变质、延长其保存期。但随着冰箱的进入，烟熏的目的发生了很大变化，现在烟熏更多的是注重制品的色、香、味。典型的烟熏食物有香肠、培根、火腿、腊肉等。腌渍是让食盐或食糖渗入食品组织内部，降低食品的水分活度、提高渗透压，从而控制微生物的活动和发酵，抑制腐败菌的生长，防止食品腐败变质。常见的腌渍方法有盐腌、酸渍、糖渍。一般情况下肉类应在 2～4℃ 条件下进行腌渍，鱼类应在 5～7℃ 条件下进行腌渍，蔬菜等应在 26～30℃ 条件下进行腌渍，此外，蔬菜腌渍必须装满容器、压紧、密封，以避免蔬菜与空气接触。肉类的腌渍方法可分为湿腌法、干盐腌渍和混合腌渍法。湿腌法是指将盐和其他配料化成盐水，把肉浸泡在盐水中进行腌渍，盐水的浓度根据腌渍产品的种类、温度、肉的肥厚度、产品保存条件以及腌制时间长短而定，湿腌法的优点在于腌制均匀、渗透快，但由于含水量高则不可长时间保存，湿腌制品蛋白质少量流失；干盐腌渍是指将盐擦在肉的表面，通过肉自身的水分将其溶解、渗透的方法，干盐腌渍的肉类是失水的，失水程度取决于用盐量和干盐腌渍的时间长短，干腌渍法蛋白损失少，耐贮藏；混合腌渍法是指先用干盐腌渍后再湿腌的方法，此法的优点是既可长期保存，又可防止产品严重脱水，减少营养成分的损失。

二、各类食品的保存

（一）粮豆及粮豆制品的保存

粮豆类食品包含豆类及粮谷类，粮豆制品种类多，但均以米粉、面粉、豆粉等为基本原料，以油、蛋、糖、乳、果仁等为辅料，添加适量食品添加剂制成，当储存环境温度增高、湿度增大时，粮豆及其制品易受细菌、霉菌和酵母菌的污染。粮豆及其制品类贮藏环境温度、相对湿度、自身含水量高低与其贮藏时间长短密切相关，在保存粮豆食品时应当注意放置在通风、阴凉的环境中，最佳的贮藏环境为相对湿度70%，温度10℃以下，并且通风良好。对于添加乳、蛋的粮豆制品，应采用冷冻或低温冷藏法保存。

（二）蔬菜及水果的保存

蔬菜和水果属于鲜活商品，因其水分含量高，易受寄生虫、微生物和农药污染，易腐烂变质，保持蔬菜水果的新鲜度成为储存的关键。在保存前要剔除有机械损伤、病虫害的蔬菜水果，保存在较低温度下，防止腐烂变质。

（三）肉及肉制品的保存

一般所说的肉类指生肉类，肉制品指加工后的肉类产品。畜禽肉类的污染多由寄生虫、细菌等造成，肉类及其制品的保存应注意生、熟分开，根据贮藏时间长短选择冷冻或冷藏保存；腊肉制品和熏制品可放置在干燥、通风处，保持温度2～4℃。

（四）水产品的保存

水生动物离开水体后很快死亡，为防止水产品发生腐败和自溶，最有效的措施是低温保存。通常有冰藏、冷冻和冻藏。刚捕获的水产品应立即放入冰块降温为冰藏；取出水产品的内脏后清洗干净后需加冰保鲜，在夏季保存1天，需与鱼体积等量的冰块；保存2天，冰量当为鱼量的1.5倍；保存3天，冰量需为鱼量的2倍。水产品在－0.5～2.5℃下冷藏时，14天可出现腐败臭味，21天明显腐败；在－10～－5℃下冷藏，仅能保存2～3周；在－20℃下冷冻可保存6～9个月。

（五）奶及奶制品的保存

不同灭菌工艺处理过的奶及奶制品保存方法不同，巴氏杀菌奶的储存温度为2～6℃，灭菌奶应储存在通风、干燥处，避免阳光照晒。发酵奶制品应在4℃以下冷藏储存。

三、食物中毒及预防

食物中毒是指食用了含有化学性或生物性有毒有害物质的食物，或食用有毒有害物质的食品后出现的非传染性急性、亚急性疾病。一般起病急，发病重，抢救不及时容易造成伤亡。根据毒物性质分为细菌性食物中毒、真菌性食物中毒、动物性食物中毒、植物性食物中毒、化学性食物中毒。

（一）细菌性食物中毒

食物中毒以细菌性中毒最为多见。食品被有毒的细菌污染后，大量繁殖，若食用前未经加热杀菌就会引发中毒。细菌性食物中毒全年都可发生，尤其在夏秋季节高发，以5～10月份居多，以动物性食品发生较多，畜肉类及其制品、鱼、奶、蛋位居细菌性中毒首位；植物性食物如剩饭、米糕、米粉类食品的变质，家庭自制发酵食品等均可引发细菌性食物中毒；此外，生熟食品混装混放，刀、案板、盛器皿等加工生食品后未彻底洗净即用作来加工熟食也易引发细菌性食物中毒。细菌性食物中毒的主要表现为急性胃肠炎，不同细菌感染后潜伏期不同，最短1小时，最长可达9天，主要症状为头晕、乏力、口渴、恶心、呕吐、腹痛、腹泻等。腹泻多为一日数次水样便，多有发烧，体温可达38～40℃，2～5天可恢复正常。

预防细菌性食物中毒最好的方法一是妥善合理储存食品。剩饭应存放在通风、阴凉处，放置时间不超过6小时。二是食用前需彻底清洁和加热灭菌。凉拌海产品（如海蜇）要清洗干净后置于食用醋中浸泡10分钟或在100℃沸水中漂烫数分钟；对于畜肉类，食用前加热使肉块深部的温度达到80℃以上、持续12分钟，因此肉块加热时重量应不超2kg，厚度不超过8cm，持续煮沸2.5～3小时；蛋类应煮沸8～10分钟；对于鱼、虾、蟹等海产品，食用前应蒸熟烧透，蒸煮时需加热至100℃且持续30分钟。

（二）有毒动物、植物的食物中毒

有毒动植物食物中毒是指误食有毒动植物或食用方法不当而引起的食物中毒。包括：有毒动物组织中毒，如贝类、河豚、动物甲状腺及肝脏等；有毒植物中毒，如发芽马铃薯、白果、木薯等。

1. 河豚中毒

河豚肉质鲜美，但内脏剧毒，人、畜误食后均能致死。河豚中毒多为误食，也有因喜食河豚但未彻底除净毒素而引发的中毒。河豚中毒发病急而剧烈。一般食用后10分钟~5小时即发病，并且病情进展迅速，早期可有恶心、呕吐、腹痛、腹泻等胃肠道症状；随后出现手指、舌、唇麻木感与刺痛感，进而发展到四肢发冷、无力、指端和口唇知觉麻痹、全身麻痹、瘫痪，重者因呼吸衰竭而死亡。河豚中毒无特效解毒药，抢救措施以催吐、导泄和对症治疗为主。新鲜河豚应统一加工处理，经鉴定合格后方准出售，不得自行处理食用河豚肉，以免发生中毒。

2. 含氰苷类食物中毒

常见含氰苷类食物有桃仁、琵琶仁、苦杏仁、樱桃仁、李子仁、亚麻仁及木薯。其中木薯与苦杏仁中毒最为常见，木薯中毒多发于生食或食用未经合理加工的木薯造成；苦杏仁中毒多发于杏熟时期，多见于儿童生食或不经医生处方自行使用其治疗小儿咳嗽等。

苦杏仁苷为剧毒，发病急骤，潜伏期0.5~1小时，主要症状为口中苦涩、流涎、头晕、头痛、恶心、呕吐、四肢无力等，呼吸时可闻及苦杏仁味，重者可致意识不清，甚至昏迷。儿童食用6粒苦杏仁、成人食用10粒苦杏仁即可引起中毒；儿童食用10~20粒、成人食用40~60粒可致死。相比之下，木薯中毒发病则较为缓慢，潜伏期一般为6~9小时，中毒症状与苦杏仁中毒表现相似。

预防含氰苷类食物中毒的首要措施是不生食苦杏仁、木薯、李子仁、桃仁等食物。此类食物食用前均需较长时间的浸泡与晾晒，同时充分加热。木薯食用前必须去皮，反复浸洗薯肉，煮时将锅盖敞开，使氢氰酸挥发，并换水再煮一次或用水浸泡16小时以上，弃去汤、水后食用，处理后木薯虽可食用，但仍含有一定量氰化物，因此不宜空腹多食，年老体弱、孕妇、幼儿不宜食用。木薯制成淀粉去毒效果很好。

3. 发芽马铃薯中毒

由于储存不当导致马铃薯生芽或变青时（图4-18），该毒素溶于水，遇醋酸易分解，高热煮透可破坏其毒性，因而只有吃了未经妥善处理的发芽马铃薯或不成熟马铃薯才易中毒，以春末夏初为最常见。马铃薯中毒潜伏期一般为1~12小时，主要症状为喉咙的烧灼感及抓痒感、上腹部烧灼感和疼痛，继之咽喉发干，恶心、呕吐、腹痛、腹泻，甚至发热，惊厥和昏迷、抽搐，严重者可出现呼吸困难，呼吸中枢麻痹而死亡。

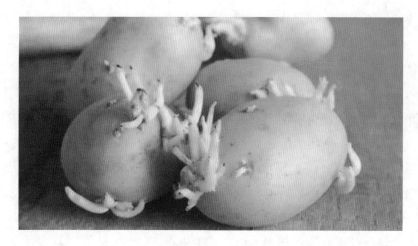

图4-18 发芽马铃薯

预防马铃薯中毒最重要的是改善马铃薯的储存条件，应将马铃薯储存在避光、干燥、通风、阴凉处，防止变绿生芽。未成熟的青紫皮马铃薯不能食用，对于已发芽的马铃薯，少许发芽马铃薯应去皮、深挖去发芽部分并浸泡半小时以上，再加水煮透，倒去汤汁才可食用。广泛发芽和腐烂的马铃薯不能食用。

4. 白果中毒

白果又名银杏果（图4-19），其肉质外的种皮、种仁及绿色的胚均含有毒成分。白果中毒轻重与个人体质及食用量有关，一般儿童中毒剂量为10~50粒。当人的皮肤接触白果种仁或肉质外皮后可引发皮炎、皮肤红肿。白果中毒潜伏期为1~12小时，轻症者食欲不振、头晕、呕吐、口干腹泻、精神呆滞、反应迟钝，1~2天方可自愈，重症者可出现神志不清、抽搐、呼吸困难等。

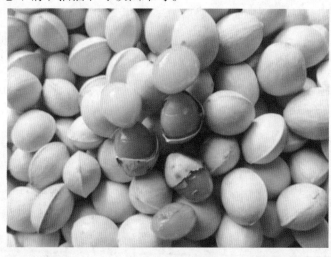

图4-19 白果

预防白果中毒应在采集时避免皮肤与种皮接触，白果的有毒成分易溶于水，加热后毒性降低，食用前先去除白果皮和果肉中绿色的胚，用清水浸泡 1 小时以上，再加热煮熟。切忌生食白果，同时需要控制食用数量，婴儿勿食。如发现中毒症状，要及时到医院就诊。

主要参考文献

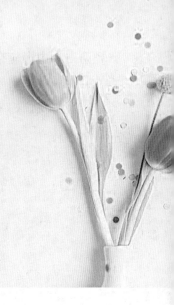

［1］刘英华，张永. 临床营养培训手册［M］. 北京：化学工业出版社，2016.

［2］刘英华，薛长勇. 301 医院营养专家：远离慢性病从饮食开始［M］. 北京：化学工业出版社，2017.

［3］王社芬. 巧配营养餐［M］. 上海：上海科学技术出版社，2004.

［4］李小寒，尚少梅. 基础护理学［M］. 6 版. 北京：人民卫生出版社，2017.

［5］王社芬，黄玉荣. 健康照护师职业培训系列教材（8 册）［M］. 北京：中国科学技术出版社，2019.

［6］胡敏. 新编营养师手册［M］. 3 版. 北京：化学工业出版社，2016.

［7］孙耀军. 营养师速查手册［M］. 北京：化学工业出版社，2013.

［8］石汉平，李薇，齐玉梅，等. 营养筛查与评估［M］. 北京：人民卫生出版社，2014.

［9］王建荣，皮红英，张雅君. 基本护理技术操作规程与图解［M］. 北京：科学出版社，2016.